中华护理学会科普系列丛书

健康护眼知识
你问我答

主　编　吴欣娟　张素秋　李　越
执行主编　胡晋平　宋江莉

U0300951

副主编　宋　薇　刘　君

编　者（以姓氏笔画为序）

史京妹　付雨晴　刘　君　刘淑贤　刘嘉馨　关晋英

李　越　肖惠明　吴欣娟　吴艳芳　宋　薇　宋江莉

张素秋　陆　玥　陈小君　陈燕燕　胡晋平　贾文文

唐小涵　崔建君　康卫娟　董桂霞

绘　图　曹　雪　李嘉懿

人民卫生出版社
·北京·

图书在版编目（CIP）数据

健康护眼知识你问我答 / 吴欣娟，张素秋，李越主编 . -- 北京 ：人民卫生出版社，2024. 6（2025. 3 重印）.（中华护理学会科普系列丛书）. -- ISBN 978-7-117-36402-7

Ⅰ. R77-44

中国国家版本馆 CIP 数据核字第 2024KX7865 号

人卫智网	www.ipmph.com	医学教育、学术、考试、健康，购书智慧智能综合服务平台
人卫官网	www.pmph.com	人卫官方资讯发布平台

健康护眼知识你问我答

Jiankang Huyan Zhishi Niwen Woda

主　　编：	吴欣娟　张素秋　李　越
出版发行：	人民卫生出版社（中继线 010-59780011）
地　　址：	北京市朝阳区潘家园南里 19 号
邮　　编：	100021
E - mail：	pmph @ pmph.com
购书热线：	010-59787592　010-59787584　010-65264830
印　　刷：	鸿博睿特（天津）印刷科技有限公司
经　　销：	新华书店
开　　本：	710 × 1000　1/16　印张：7
字　　数：	84 千字
版　　次：	2024 年 6 月第 1 版
印　　次：	2025 年 3 月第 2 次印刷
标准书号：	ISBN 978-7-117-36402-7
定　　价：	52.00 元

打击盗版举报电话：010-59787491　E-mail：WQ @ pmph.com
质量问题联系电话：010-59787234　E-mail：zhiliang @ pmph.com
数字融合服务电话：4001118166　E-mail：zengzhi @ pmph.com

前言

　　眼睛是人类感官中重要的器官之一，随着社会高度文明的发展，眼睛所承受的负荷更加明显。研究数据表明，目前我国眼部疾病患者数量不断攀高，出版眼科科普问答书籍有助于读者了解常见眼病的基本常识，而且对于眼病的康复和预防也有很好的指导作用，为社会大众带去更多的健康。本书以人的健康为出发点，以整体科普为指导，紧跟新政策的走向，聚集中华护理学会眼科专业委员会的专家建议，围绕公众对眼科常见疾病的认识及治疗方法、预防与护理进行深入浅出的普及，激发公众探究眼睛的奥秘，引发公众兴趣及关注。本书主要面向各年龄段有眼保健需求的读者。

　　本书在编写原则上，坚持质量第一，体现了专业特色，结合理论实践，推进融合创新；在编写内容上，坚持原创，拥有贴近生活的内容，涵盖了眼科基础知识，眼科常见检查，眼科常见疾病和眼科居家基础保健的相关知识，这些问题都是人们在日常生活和工作中经常会遇到的，可以帮助大家更好地了解自己的眼睛并更好地保护眼睛。在编写方式上，采用问题和解答方式，每个问题都是独立的，读者可以根据自己的需求和兴趣选择阅读。同时，每个问题都附有详细的解答，在进行宣传教育科普的过程中通过语言和患者关注的内容进行循序渐进的、细致的指导，让读者能够全面、深入地了解眼科知识。本书的作者都是眼科领域的专家，他们具有丰富的专业知识和临床经验。在撰写本书时，充分运用循证医学结合临床实践，用通俗易懂的语言来表述复杂的专业知识，同时保证了本书的科学性和严谨性。为了让读者更好地理解和记忆书中的内容，本书还配以生动的图片，采用图文并茂的形式让人们在视觉上更好地理解和掌握眼科知识。

本书在编写过程中，得到了中华护理学会眼科专业委员会专家及各有关医院专家的大力支持，在此一并表示诚挚的感谢。本书全体编者都以高度认真、负责、严谨的态度参与了本书的编写工作，但因时间仓促和水平限制，可能会有不当之处，请广大读者在使用本书时提出宝贵意见和建议，以求再版时改进与完善。

吴欣娟　张素秋　李　越
2024 年 5 月

目录

三、眼科常见疾病

四、眼科居家基础保健

一、基础知识

什么是眼球?

　　眼球位于眼眶内,近似球形,所以称为眼球,它是视觉器官的主要部分。正常人眼球前后径长约24mm。眼球的构造与照相机的结构极为相似,其中,角膜好比照相机的镜头,是光线进入眼球的第一道关口。巩膜同于相机壳,对眼球的内部结构起保护作用,白色不透明,厚约1mm,俗称眼白。瞳孔好比光圈,直径为2~6mm,当外面光线强的时候,瞳孔缩小,光线弱的时候,瞳孔变大,从而使眼睛里接收的光线总是恰到好处。一旦失调,则曝光

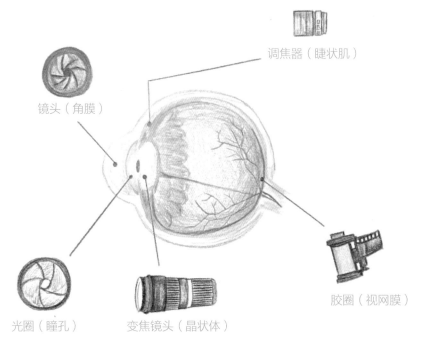

眼的结构

不当。晶状体相当于全自动变焦镜头，位于瞳孔虹膜后面，呈双凸透镜。正常人既能看近又能看远，全依赖于晶状体的调节。视网膜好比胶卷，起感光功能，感光最敏锐的那部分，称为黄斑。感光的细胞主要是视锥细胞和视杆细胞。视锥细胞主要负责明视觉和色觉，视杆细胞主要负责暗视觉。光线经角膜、晶状体、玻璃体等屈光介质落在视网膜上，借助视神经的传导，光的刺激冲动传到大脑中枢形成视觉，由大脑分析处理形成具体物像，我们便看到了物体。

2. 眼睛有主次之分吗？

人有两只手，但多数人的其中一只手都比另一只手更灵活也使用得更多，于是有了"左右撇子"之分。人的眼睛同样也有主次之分，医学上分别将其称为主视眼和辅视眼。主视眼所看到的物体会被大脑优先接收，辅视眼起到一个辅助作用，如果您的主视眼和您常用的手是在同一侧，那么您是个投篮高手，您的瞄准能力是超强的；我们如何才能知道哪个是主视眼呢？其实很简单，先选择一个目标物体，双手交叉虎口（拇指和示指的连接处）成三角形，透过这个三角形用双眼看到事先选择好的目标物体。然后，分别闭上一只眼睛，用单眼透过这个三角区域观察目标物体。若目标物体位置无明显变动，即为主视眼；若目标物体位置发生明显移动，即为辅视眼。

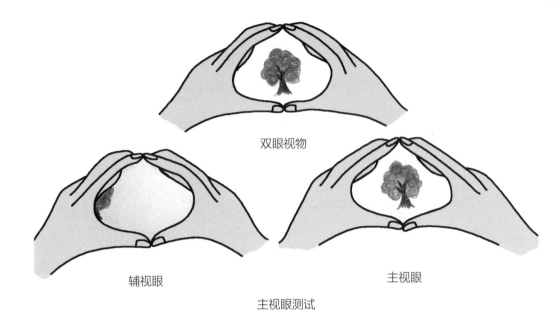

双眼视物

辅视眼　　　　　　　　　　　　　　主视眼

主视眼测试

3. 眼睛的颜色为什么不一样？

　　眼睛的颜色是由虹膜来决定的，虹膜位于晶状体的前面，形态类似圆盘，中央有一个圆孔，就是我们的瞳孔。虹膜上含有丰富的色素细胞和血管，色素细胞所含色素量越多，虹膜的颜色就越深，眼睛的颜色也就越黑，反之则越淡。常见的虹膜颜色有深褐色、浅棕色、灰白色、蓝色、绿色等，不同人种的虹膜颜色分布的情况不一样。一般黄色人种和黑色人种常见的虹膜颜色为深褐色、浅棕色，眼球看起来呈黑色。而欧美地区的白色人种虹膜含有的黑色素不多，颜色较浅，加上光线的散射和微血管颜色的调节，眼球呈现蓝色或绿色。

4. 眼睛为什么会流泪？

眼睛是很敏感的，伤心的时候会哭，开心的时候会哭，愤怒的时候也会哭。我们的眼部有个特殊的组织叫泪腺，可以分泌泪水。还有个特殊的管道，叫泪道，用来排出眼泪。眼泪产生后，通过泪道排泄，泪道由泪小点、泪小管、泪囊和鼻泪管组成。泪小点在上、下眼睑缘内侧各有一个，眼泪由泪小点进入像下水道一样的泪小管，通过长约 10mm 的泪小管进入泪囊。实际上，眼睛无时无刻不在流泪，眼泪布满整个眼球表面，以保持眼球的湿润和舒适，平时我们是感觉不到泪液流动的。当泪液分泌量太多或者泪液的排泄系统出现问题时我们就会感到流泪。另外，当我们在哭的时候，好像鼻子也会跟着流鼻涕，其实那并不是鼻涕，而是眼泪，因为人们在哭的时候，有一些眼泪会储存在泪囊中，而泪囊直接连通鼻腔，所以才会有鼻子也流眼泪的情况出现。

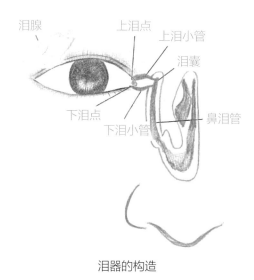

泪器的构造

眼睛疼是怎么回事?

眼睛疼痛一般分为两种情况,胀痛和刺痛。眼睛胀痛主要有两个方面,一方面视疲劳也会引起胀痛,伴有畏光,看近物时症状会加重,这个时候就说明您的眼睛该休息了,减少看电子设备的时间,不熬夜,多看看绿色植物,适当地做一下眼保健操;另一方面要看自身有没有眼病史,如眼压高或青光眼,出现症状时需及时到医院就诊。眼睛刺痛一般是由眼睛表面的问题引起,注意有没有异物进入、倒睫或者是用力揉眼导致角膜上皮损伤等。总之,引起眼睛疼痛的原因有很多,如果您经过适当的休息或者清除异物后仍然不能缓解疼痛,请您及时就医,由专业的医生来为您的眼睛保驾护航。

 眼睛痒时能揉吗?

眼睛痒时,揉眼睛只能短暂缓解眼睛痒,并不能够根治眼部问题。相反,如果手不干净,揉眼睛的时候可能会把病菌带入眼睛中,引起眼睛感染。经常揉眼睛还可能会对眼睛造成伤害,如眼睛红肿,角膜受到摩擦变薄、变形,引起角膜损伤等;近视的人经常揉眼睛还可能会导致视力进一步退化。当感觉眼睛痒时,可以闭上眼睛,隔着眼皮,用手指轻轻按压眼睛的四周,不要直接按压眼球,注意手的力度不要过大,以自我感觉舒适为准。若眼睛痒持续不能缓解,需前往医院就诊。

眼睛出血了，怎么办？

生活中，眼睛发红或出现血斑常被认为是眼睛出血，但是在医学上，眼睛出血多指眼底出血，而眼底出血常发生在视网膜等处，发病时肉眼基本是观察不到的。我们可以看到的眼睛出血，多数是"眼表出血"，常见于结膜下出血，多因结膜毛细血管破裂导致的，当用力揉眼睛、剧烈咳嗽、呕吐、用力排便及患有结膜炎、高血压、糖尿病、动脉硬化等疾病时较容易发生结膜下出血。轻度出血无其他伴随症状，不需要特殊处理，2 周左右出血可自行吸收。当出血伴有视力下降、眼睛痛、流泪、分泌物多或反复出血，需及时到医院就诊。

 眼睛不舒服能按摩吗？

身体累了，可以给身体按摩，那么眼睛累了，我们能给眼球按摩吗？关于眼球按摩，您需要知道的是，如果按摩不当或者用力过猛可能会出现看不清、看不见，同时也有可能会出现眼睛剧烈胀痛、头痛、恶心、呕吐等，这是发生了什么情况呢？有可能是在按摩眼球的过程中出现了晶状体的不全脱位，导致眼球里面的压力突然增加，眼球里面的水排不出来，出现了眼压增高的情况，甚至需要马上手术治疗；我们的眼球是一个非常脆弱的器官，所以大家千万不要在眼球上盲目地进行按摩。如有不适症状一定到正规医院接受治疗。

长时间佩戴框架眼镜，会导致眼球变形吗？

很多家长不想给孩子戴眼镜，觉得戴眼镜会让孩子眼睛变形，实际上这是没有临床科学依据的。近视导致眼球变形的主要原因是近视本身的病变从而导致了眼球的轴长、垂直径、水平径发生了改变，并非佩戴眼镜所导致的。有的人之所以觉得孩子戴眼镜后眼球变形，其实是因为很多孩子长时间戴眼镜以后，大家都熟悉了他们戴眼镜的样子，等他们摘了眼镜以后就会发现变了模样，实际上这是自己的感观发生了改变，而不是眼球的变形。

 泪液是如何分泌的？

在日常生活中，很多人遇到过一粒沙进入眼后引起大量泪水涌出，还有人在经常看电脑后眼睛会灼热、发痒，这些表现都与泪液分泌有关。泪液有几个重要的功能对眼健康非常重要，比如泪液中含有杀菌的酶，能预防感染；泪液能冲刷眼内异物，泪液能维持眼睛湿润。这里就一起看看，我们的泪液是从哪里产生，正常人应该有多少泪液呢？

我们的泪液是由泪腺产生的，它分泌的泪水通过泪腺导管引流到结膜囊里。通过我们眨眼和瞬目的作用，将眼泪均匀地涂抹到眼睛表面。泪水里不只含有水，还有很多重要成分，泪液中较重要的部分是泪膜，它能保护我们的眼泪不会很快蒸发，免受外来的异物和病原体的侵害，同时还能给角膜提供营养。泪膜分三层，任何一层出现问题都会导致出现干眼症的症状。

二、眼科常见检查

11. 什么是视力检查?

　　视力检查是发现眼部疾病并进行诊断的重要依据。可分为远、近视力,通常所说的视力是指远视力,阅读视力为近视力。远视力检查常用视力表来进行,日常屈光状态下不戴镜所测得的视力称为裸眼视力,验光戴镜后的视力称为矫正视力,成人正常视力≥1.0。远视力检查联合近视力检查可大致了解被检者的屈光状态。例如近视、远视、老视或调节功能障碍者,并可以比较准确地评估患者的阅读能力。

12. 为什么要做眼压检查?

　　眼压就是眼球内部的压力,它是眼内容物对眼球壁施加的均衡压力。正常人的眼压稳定在一定范围(一般为 10 ~ 21mmHg),以此来维持眼球的正常形态。眼压过高或过低都不好,之所以要重视眼压,是因为眼压不稳定对眼睛里的每个结构都有损伤,严重者就会失明。眼压检查是发现青光眼的三大重要检查之一,也是最简单的检查。因此就诊的患者应做眼压检查,以排除高眼压和青光眼的可能性,以及疗效的观察。

13. 什么是电脑验光？

　　电脑验光是通过电脑验光仪对眼睛的屈光度进行测量。电脑验光仪本身是一个光学系统，通过里边一个光学部件的移动，寻找眼睛一个相对比较准确的屈光状态，而后对其进行初步测量。电脑验光仪能快速测出屈光不正的大致情况，对眼病诊疗中了解患者屈光程度及角膜曲率可提供有益的参考。但是如果被测量者的近视度数偏高、远视度数偏低或者散光轴位差等因素会容易导致电脑验光结果存在误差，因此，电脑验光结果只能供临床参考，不能直接作为配镜处方。比较保险、规范的配镜方法是在电脑验光之后再进行人工插片验光，对两种验光方式的结果加以综合。

14. 眼底检查会反映哪些疾病？

　　眼睛与身体各个器官密切相关，眼底也是全身疾病的窗口，是我们全身唯一肉眼可以看见血管和神经的地方。医生借助仪器设备看到眼底组织，发现不同的眼底表现，推断患者患了什么病。很多全身疾病早期都会有眼底改变，如糖尿病、高血压、高度近视、青光眼等疾病，这部分人群做眼底检查，可以早期发现全身及眼底疾病。因此，眼底检查不仅对眼科疾病的诊断有重要意义，而且对某些全身性的疾病，特别是可以为内科和神经科疾病提供线索。

为什么要做角膜地形图?

角膜地形图是一种比较常用的眼科检查方法,它追求的是比较客观、真实地反映角膜的状态。角膜地形图检查的目的:①用于疾病的诊断,如圆锥角膜等角膜病变;②应用于屈光手术的术前和术后,通过角膜地形图检查判断术前散光的状态和术后散光的恢复状态;③用于角膜塑形镜的验配,鉴别患者是否适合使用角膜塑形镜。特别注意的是,由于眼球是一个有弹性的球形结构,当受到一定的压力或在长期压迫的作用下,眼球形状会发生一定的改变,如果长期佩戴角膜接触镜或角膜塑形镜,会造成角膜的形状发生一定的改变,影响检查结果,所以患者进行角膜地形图检查时,应注意将角膜接触镜或角膜塑形镜停戴一段时间,然后再进行该检查。

荧光素眼底血管造影是怎么回事?

荧光素眼底血管造影检查是将能够发出荧光的造影剂快速注入被检者静脉,经过循环至眼底血管时,用激发光来产生荧光,观察眼底血管循环的动态过程。这种检查方式可以观察眼底血管微细的变化,为多种眼底疾病的发病机制、诊断、治疗和预后评估提供参照。由于造影剂会引发部分人群的过敏反应,所以做检查前需要做过敏试验。

17. 怎么给眼底照相?

在日常生活中，照相是用照相机实现的。同样眼底照相是用一种特制的照相机记录检眼镜下所看到的景象，拍摄眼底照片完成的。眼底照相可以观察到视网膜中央及周边不同区域的图像，记录并发现眼底视网膜疾病。其视野范围广，能看到更多眼底组织的结构细节，无创、经济、直观、高效准确、可重复性高，它能清晰地照出眼底组织结构，分析眼底结构正常与异常，检查出许多我们日常发掘不到的眼病，较全面反映后极部视网膜，并具有数字化保存功能，便于定期对比，疾病长期随访等优势。因此临床 45 岁以上患有糖尿病、高血压、高血脂、心脑血管疾病、高度近视、青光眼家族史，这些存在眼底改变的高危人群，建议定期做眼底照相检查。

目前的眼底照相机有散瞳和免散瞳两种。散瞳对于大多数人群无影响，一般散瞳后 4 ~ 6 小时瞳孔会恢复正常；如有特殊情况不适合散瞳者，可进行免散瞳照相。拍照时与日常拍照感受相同，照相机闪光灯会在眼前突然闪烁后完成拍照。整个过程无痛、方便、快捷，只需几秒就可获取清晰的眼底图像。

18. 光学相干断层扫描（OCT）眼底检查是怎么回事?

OCT 眼底检查是利用 OCT 机观察到眼底视网膜的内部结构，是最常见的眼科检查。其高分辨率，非接触，非创伤性的活体生物组织结构成像技术，尤其在眼底疾病的检查中具有独特的优势，患者都乐于接受和使用，已经成为眼科重要的影像诊断技术之一。由于 OCT 检查操作简便，检查速度快，无须接触眼球，没有任何创伤就可以提供分辨率高，类似于组织切片的清晰的视网膜断层影像，为眼底视网膜病变的诊断与治疗进展方面提供了很大便利。

19. 眼睛B超查什么？

提到 B 超，很多人第一印象会想到需要空腹，并且是做腹部。其实在眼科，有些疾病也需要 B 超来确诊，眼部超声与大家常见的腹部超声原理大致一样，B 超探头将超声波发送到眼球。那么眼部 B 超检查大家了解怎么做吗？哪些疾病需要做眼科 B 超检查呢？

眼部 B 超检查配合非常简单，全程眼外操作，检查前，患者不需要做任何特殊准备，不需要空腹或者憋尿，只需要检查时配合医生转动眼球即可完成检查，没有痛苦，配合简单。

眼科 B 超临床应用非常广泛：比如很多人生活中，经常眼前好像有蚊子飞，这是一种玻璃体病变类疾病，做 B 超检查可以看看玻璃体混浊的程度；有些人发现眼底出血后，做 B 超可以观察出血量是多少；还有些眼底视网膜病变的患者，特别是玻璃体积血后，眼底看不见，可以做 B 超检查视网膜的情况，有没有视网膜水肿、脱离等表现；另外，还有老年性黄斑病变、糖尿病视网膜病变发展到一定程度，医生用检眼镜不能看清眼底时，需要做眼部 B 超检查，判断眼底情况；最后还有眼眶肿物、血管瘤、泪腺疾病，从病变表面很难判断疾病性质，可以用超声检查来判断病变的性质，对疾病诊断和治疗有很大帮助。

20. 眼睛彩超查什么？

大家知道彩超是什么吗？彩超其实也是超声检查的一种，称为超声多普勒检查，也就是说在普通的 B 超检测基础上，加上血流的监测。所以在彩色超声多普勒检查的图像上，我们可以看到血流的一些变化，一般来讲，动脉血流呈红色，静脉血流呈蓝色。做眼部彩超时，一般不需要特殊准备。检查者躺于检查床上，采取仰卧位，开始检查时闭上眼睛，检查前在眼睑周围轻轻地涂抹经过消毒的耦合剂，在眼外就可完成检查。

因此，可以知道，眼科彩超主要检查眼眶血管和肿瘤的血流、视网膜中央动静脉阻塞的血管疾病。严重的眼睑部位感染，肿瘤或者出现流血的现象，可以选择使用彩超检测的方法来进行判断；眼睛部位彩超主要是检查患者是否出现了眼底部位流血的现象，有的患者如果出现了严重的外伤或者是葡萄膜发炎感染的症状，可以选择使用眼睛部位彩超的方法来进行确诊和判断。

21. 你了解视野检查吗？

要先了解什么是视野？视野是黄斑中心凹以外的视力，也称周边视力，即单眼向正前方注视时所感觉到的空间范围。视野检查可以检查眼睛的视野范围，包括中央视野和外周视野，主要用于评估人的视野是否正常，可以帮助医生诊断和检测多种眼部疾病。视野检查是一种非创伤性的检查方法，分为动态视野检查法、静态视野检查法，需要受检者有良好的依从性和配合度，以确保获得准确的测试结果。如果检查结果显示有视野缺损，医生可能会进行更进一步的检查以确定疾病的原因，并根据具体情况选择治疗方案。如青光眼是一种逐渐丧失视力的疾病，通常没有症状，但早期诊断和治疗可以避免进一步的视力减退。视野检查可以检测到青光眼等疾病的早期迹象，有助于及早采取必要的治疗措施。

22. 角膜生物力学测量的目的是什么？

角膜具有弯曲变形的能力，还具有一定刚度。角膜生物力学测量，就是通过检测角膜在受冲击力作用下，向内凹陷然后由于本身特性回弹至正常形态，用来测量角膜的弯曲度、厚度、位置、形态等，提示角膜抵抗形变能力的强弱。角膜最大形变幅度越大、角膜整体硬度越低，提示角膜抵抗形变能力越弱，从而生物稳定性也就越差。角膜生物力学在提示圆锥角膜的发病以及角膜激光类手术（全飞秒、半飞秒等手术），青光眼等引起眼压改变对角膜的影响有重大作用。举例来说：圆锥角膜的患者进行的角膜交联术，术后其角膜硬度增加，生物力学稳定性也增加。因此，角膜生物力学测量可以更准确地帮助医生诊断和治疗角膜的疾病。

什么是泪液分泌试验?

　　随着电子产品的普及还有日益增加的课业压力，我们经常会听到身边的朋友抱怨，眼睛很干，滴了眼药水好像也没有什么用，这个时候，如果我们去医院检查，医生常常会给我们做一个泪液分泌试验。那么到底什么是泪液分泌试验呢? 泪液分泌试验主要是通过在下眼睑内放置泪液试纸条，来检测泪液分泌的量是不是正常。医护人员会将我们的泪液分泌试验专用试纸，放入下眼睑内，5 分钟后观察泪水浸湿纸条的长度，以此来判断分泌泪液量的多与少。正常人 5 分钟的试纸湿度在 10～15mm，小于 10mm 或大于 15mm 的为异常。

 泪道冲洗是怎么回事?

　　在眼科门诊中，经常会听到"泪道"一词，泪道是眼睛周围十分重要的组织之一，如果泪道堵塞了，会带来十分严重的后果。

（1）什么是泪道?　　　　泪液的排出系统称为泪道。其主要功能是引流泪液入鼻腔。泪道是眼内泪液的排放管道，是将眼睛每天分泌的泪液排放到鼻腔内的狭窄通道。泪液的分泌是 24 小时持续性的，泪道如同下水的通路一样维持着眼睛表面正常的水分循环。

（2）怎样进行
　　泪道冲洗?

泪道冲洗时，护士将特制的冲洗针头从泪小点注入生理盐水，如果液体顺利进入鼻腔或咽部，受检查者会感觉到咽喉部有生理盐水流入，则表明泪道通畅；当液体不能顺利进入鼻腔或咽部时，护士会根据冲洗液体流向判断泪道有无阻塞以及阻塞部位。例如：冲洗液反流，同时有黏液脓性分泌物，表明鼻泪管阻塞合并慢性泪囊炎。

三、眼科常见疾病

25. 近视是什么？可以预防吗？

近视，又称近视眼或短视，是常见的视力问题。近视是指当眼睛处于放松状态下，平行光线经眼的屈光系统折射后焦点落在视网膜之前。近视加深的主要原因是眼轴的不断变长，表现为看远处物体变得模糊不清，而近处物体可以看得比较清楚。

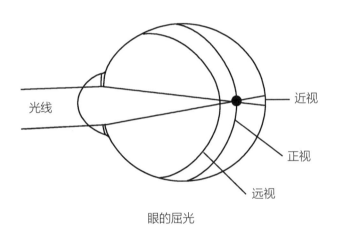

光线

近视

正视

远视

眼的屈光

我们要怎么预防近视呢？其实很简单，只要记住以下几点：

（1）养成良好的用眼习惯：用眼要适度，不要一直盯着屏幕或书本。每隔30~40分钟，就要让眼睛休息一会儿，看看窗外的风景，或者做做眼保健操。

（2）保持正确的读写姿势：如何做到正确的读写姿势呢？即眼睛和书本的距离要保持一尺（33.3cm），胸前和桌子的距离要保持一拳，手指和笔尖的距离要保持一寸（3.3cm）。日常生活中，不要在晃动的车厢里看书，不要边走路边看书，不要躺着看书。正确读写姿势对视觉健康和身体发育都有好处哦！

（3）目"浴"阳光：　每天要让孩子沐浴在阳光下，至少要在室外活动 2 小时，让双眼得到适当的休息和放松。家长要带孩子到阳光充足、视野开阔的地方，做一些有趣的活动，如跳绳、踢毽子、打羽毛球等，这些活动不仅有利于视觉健康，又可以锻炼身体，还会增加体内维生素 D 的合成，增强免疫力，同时放松心情。

（4）确保良好的照明环境：　书写、阅读时要保证光照强度，不要在暗处读写。光线不足时，要及时开灯。晚间学习时除使用台灯照明外，还要保证周围环境光照充足，避免明暗光源对比太强，以减少眼睛的调节负担，也可以缓解视疲劳。

（5）保证充足的睡眠：　小学生、初中生、高中生每天睡眠时间分别要达到 10 小时、9 小时和 8 小时，不建议睡觉时开着灯。

虽然这些方法不能完全阻止近视的发生，但可以有效地延缓近视的进展。如果已经患上了近视，那就需要在专业医生指导下采取有效的诊疗与矫治措施，如佩戴框架眼镜、低浓度阿托品滴眼液、佩戴角膜塑形镜、多焦点软性角膜接触镜和周边离焦眼镜等。

26. 近视也有分级吗？

对于很多人来说，近视度数只是个数字，没有具体概念。其实近视可以根据度数高低，划分为轻度近视、中度近视、高度近视。而每个程度，需要注意的事情也有所不同。

近视屈光度在 3.00D 以下的近视眼，称轻度近视。近视屈光度在 3.00 ~ 6.00D 的近视眼，称中度近视。近视屈光度在 6.00D 以上的近视眼，称高度近视，低、中度近视属于一般性近视眼，这类近视眼的眼球，由于某种原因，前后轴的长度和屈光力的强度搭配得不好，不是前后轴过长，就是屈光力过强，结果形成了近视性屈光状态。眼内并没有别的病变，属于生理性变异，也称生理性近视。这类近视眼比较多见，一般到 20 岁以后就会逐渐稳定下来，屈光度不会再继续加深。

高度近视是指近视度数大于 600°，伴有眼轴延长，眼底视网膜和脉络膜萎缩等退行性病变为主要特点的屈光不正。高度近视容易出现夜间视力差、飞蚊症、漂浮物、闪光感等症状，与正常人相比，易发生视网膜脱离、裂孔、黄斑出血等，严重者可致盲。因此，高度近视不仅只是近视度数高，发生眼底病变的危险性也要比正常人高出许多。

儿童出现哪些表现时该警惕近视?

　　我们经常会遇到家长因孩子经常看错人或看不清东西而来医院就诊，这时发现孩子近视度数已经比较高了而感到后悔。那么，如何早期发现孩子的近视呢？下面介绍一些常见的近视早期表现：

（1）看远模糊不清：　　孩子常常抱怨看不清黑板上的字迹，或说屋子里的光线太暗。

（2）写作业姿势　　　家长发现孩子写作业时眼睛跟作业本贴得
　　　　改变：　　　　　很近。

（3）喜欢眯眼：　　　看远处时喜欢眯着眼看，这是因为眯眼时上下眼皮可以遮挡部分瞳孔，形成了"小孔效应"，可暂时提高视力。

（4）频繁眨眼：　　　家长发现孩子出现频繁眨眼现象，因为眨眼在一定程度上可以缓解视物不清的症状，暂时提高视力。

（5）经常皱眉：　　　家长会惊奇地发现自己的孩子有皱眉的习惯，这是一些近视的孩子试图改善视力的一种方式。但要注意，皱眉会使眼外肌压迫眼球，这反而会加快近视的发展。

（6）歪着头看：　有些孩子出现歪着头看物体的习惯，这是因为歪着头看可以减少部分弥散光线的干扰和影响。

（7）看东西时斜视：　部分患近视的孩子常会合并有外斜，当孩子出现一只眼睛向前看时，另外一只眼睛会不自主地向外侧看的习惯，家长也应注意。

　　近视已经越来越趋于低龄化，为了能对儿童青少年近视做到早防早控，就需要家长能及时察觉到孩子近视的上述"征兆"，及时到专业医疗机构进行眼科检查。

28. 儿童近视矫治有哪些方法？

　　近年来国内青少年儿童近视比例不断增高，如何治疗近视防控近视已经成为家长们迫切关心的问题。目前儿童近视治疗的方法主要有以下几个方面：

　　光学矫正：原理主要是通过在眼前放置合适的凹透镜，平行光线通过后分散入眼，焦点因此后移，而正好落在视网膜上，可获得清晰视力。目前常用的眼镜种类：框架眼镜、多点近视离焦镜、角膜塑形镜。药物治疗：目前较为流行的药物为阿托品，近年来低浓度的阿托品滴眼液应用逐渐受到关注，被运用于防止儿童近视眼加剧。目前常用浓度为 0.01%，虽然控制近视效果显著，但是有些儿童使用后会出现畏光，看近模糊等副作用，因此需要在医生指导下使用。

此外，还出现了包括控制近视理疗仪、中医医疗等这些治疗方法，但是如果发现近视后，家长还应到正规医院进行正规的检查后遵照医生的治疗方法进行近视矫正。

 29. **为什么要测量眼轴长度？**

说到眼轴，大家一定会问什么是眼轴呢？眼轴是指角膜前表面顶点到眼球后极部视网膜表面的距离。这个距离长度，就是眼轴长度。眼轴与近视又有什么关系呢？如果把眼睛比作一台照相机，我们的角膜以及晶状体相当于照相机镜头，视网膜相当于底片。当各"部件"配合起来，眼轴长度适中时，物体会落在视网膜上，呈现清晰的物像。反之，当眼轴过长，远处的物体成像在视网膜前就会呈现出模糊的物像，这就是近视。当眼轴每增长 1mm，近视度数增长接近 300°。前面提到眼轴的增长就像身高一样，同样可以作为人体发育增长的重要指标。而眼轴长度变化，也是眼科医生判断不同阶段眼球发育是否正常的重要指标。眼轴过度增长带来的不仅仅是度数的加深，还可导致眼睛像气球一样不断变大，视网膜也像气球壁一样变薄，就更容易发生视网膜脱落、黄斑变性等眼底疾病。

30. 散瞳验光对孩子的眼睛有危害吗？

家长带孩子去医院配眼镜时医生会要求散瞳，家长可能对此充满疑问：为什么要散瞳？散瞳后对孩子的眼睛有没有危害呢？

散瞳验光不会损伤眼睛。儿童散瞳后出现的畏光、视近物不清是由于散瞳药物作用的结果。散瞳药物可阻断胆碱能神经对瞳孔括约肌和睫状肌的兴奋作用，从而使瞳孔扩大和睫状肌麻痹。由于瞳孔扩大，不能控制进入眼内的光线量，所以引起畏光现象。药物散瞳作用消失之后，瞳孔会自行恢复至原始状态。由于儿童眼睛的调节力强，通过散瞳药物来麻痹睫状肌，让其紧张调节的肌肉放松，否则就会由于眼睛的过度调节而影响最终的验光结果，导致有很大误差的屈光度数。综上所述，请大家不要担心散瞳验光对孩子眼睛会有损伤，散瞳后一般 6 小时左右就能正常用眼。

31. 散瞳后居家护理需要注意什么呢？

儿童散瞳检查后眼部需要一定的时间恢复和保护。避免直接接触阳光，散瞳后，孩子的眼睛会变得比较敏感，容易受到外界刺激。因此，在户外活动时，应尽量避免让孩子直接面对太阳，或使用遮阳帽、遮阳伞等保护措施。还要保持眼部清洁，散瞳后，孩子可能会感到眼部不适出现畏光、流泪等症状，因此需要注意避免揉眼，揉眼可能会刺激眼部，导致不适感加重。此外，避免过度用眼，散瞳后，孩子的眼睛需要充分休息。应限制孩子看电视、玩电

脑等长时间用眼的活动，总之，散瞳后居家护理对儿童的视力健康
至关重要。通过注意避免直接接触阳光、避免揉眼、避免过度用眼
可以帮助孩子度过散瞳期，促进视力健康。

低浓度阿托品散瞳能治疗近视吗？

真性近视一旦形成是不可逆的，低浓度阿托品不能治疗近视，
但有可能延缓近视发展，基于安全性考虑，不建议家长自行使用。

目前常用阿托品滴眼液的浓度为 0.01%，0.01% 的硫酸阿托品
滴眼液有一定延缓近视进展的作用，和更高浓度阿托品滴眼液相比
不良反应较小、反弹效果较低，因此 0.01% 的浓度是现阶段延缓
儿童青少年近视进展的合理浓度。但是在使用 0.01% 的硫酸阿托
品滴眼液时也要注意青光眼或有青光眼倾向的患者，如浅前房、房
角狭窄的患者禁用，心血管及呼吸系统异常者、莨菪类生物碱过敏
者、有过敏性结膜或眼部其他炎症者也是禁忌使用。因此使用阿托
品药物时需要按照医生的医嘱使用合适的浓度和剂量，如果在使用
期间出现过敏反应或其他不适症状，应立即停止使用并咨询医生。

如何看懂视力检查单？

有一部分家长表示看不懂眼科视力检查单，还有家长会问通过
视力检查单的结果如何知道孩子的视力到底处于什么状态？视力检

查是眼科常规检查的一部分，通过视力检查单，医生可以了解其视力的状况，以及是否存在潜在的眼科疾病。其主要包括裸眼视力和矫正视力。裸眼视力指不戴眼镜的视力，而矫正视力则代表孩子佩戴框架眼镜、角膜接触镜、角膜塑形镜（OK 镜）等检测出来的矫正视力情况。

儿童视力发育对照表	
年龄	视力
10 个月 ~ 1 岁	0.15 ~ 0.25
2 岁	0.5
3 岁	0.6 ~ 0.8
4 岁	0.8 ~ 1.0

儿童视力发育对照表

五分制视力表	小数视力表
5.0	1.0
4.9	0.8
4.8	0.6
4.7	0.5
4.6	0.4
4.5	0.3
4.4	0.25
4.3	0.2
4.2	0.15
4.1	0.12
4.0	0.1

五分制视力表/小数视力表

　　不少家长都有这样的疑问：5.0 的视力和 1.0 的视力什么意思？有什么区别？视力 1.0 和 5.0 的区别，一般是指在检查视力的时候使用了不同的视力对照表，1.0 视力就是 5.0，我们常用的视力表有 2 种，即十进制记录法（小数视力）和五分记录法，而医院多使用小数视力。当然，家长在判断孩子视力是否正常时，一定要考虑孩子的年龄因素。每个年龄段的孩子视力标准是不同的，家长可参考《儿童视力发育对照表》，孩子视力低于正常或验光时表现为屈光不正，都提示可能视觉系统存在异常，此时应该咨询医生，了解是否需要进行进一步的检查和治疗。

 ## 如何读懂电脑验光单?

很多家长都很关心小朋友的视力情况，但拿到孩子的电脑验光单时却一头雾水。现在就让我们一起学习这报告单上字母和数字的含义，以便更好地了解孩子的眼睛状况。

电脑验光单"大解密"：

"R"代表右眼，有时也会标注为 OD。

"L"代表左眼，有时也会标注为 OS。

"S"或"SPH"：代表柱镜度数，即近视或远视度数。数值前如果是"–"代表近视的度数，"+"代表远视的度数。

"C"或"CYL"：代表柱镜度数，即散光度数。如果数值前是"–"代表近视散光的度数，"+"代表远视散光的度数。

"A"或"AX"代表散光轴位，可以理解为描述散光发生的位置。

"PD"代表瞳距，代表两只眼睛瞳孔间的距离，通过瞳孔距离的测量，才能验配合适的眼镜。

"VD"：是指镜眼距，即镜片后顶点到眼球角膜前面的距离，一般机器默认为 VD = 12.00mm，根据戴镜情况可以上下调整。

"S.E."：是指等效球镜（S.E. = 近视度数 +1/2 散光度数）。

为了保证检查结果的准确性，每只眼睛的检测一般会连测 3 次，最后的结果是取 3 次检测结果的平均值，代表电脑验光仪的客观验光结果。

让我们一起解读下图的验光结果：

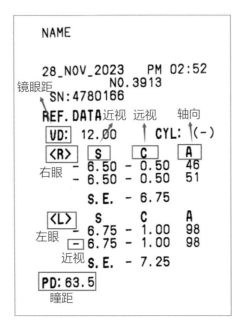

电脑验光单

右眼 R 所示："S"下面对应的数值是 -6.50D，表示右眼近视 650°，"C"下面对应的数值是 -0.50，表示右眼近视散光 50°，"A"下面对应的数值是 46，表示右眼散光轴位在 46° 位置。

左眼 L 所示："S" 下面对应的数值是 -6.75，表示左眼近视 675°，"C"下面对应的数值是 -1.00，表示左眼近视散光 100°，"A"下面对应的数值是 98，表示左眼散光轴位在 98° 位置。

"PD" 63.5 表示瞳距 63.5mm。

特别注意：机打验光单数值，只能作为配镜的参考值。电脑验光测量的结果只能作为验光的初始数据，不能作为最后的配镜处方，还要专业医生进行主觉验光，即综合验光仪验光，以确定合适的度数及最佳的矫正视力。

35. 远视储备是什么？

　　新生儿的眼球比成人小，新生儿眼轴相较成人短，视觉发育是一个动态过程，屈光度为低度远视状态，平均为远视 250° 到远视300°，所以，新生儿天生就是远视眼，是一种生理现象，称为"生理性远视"，也称为"远视储备"。正常情况下，4 个月孩子可以看自己的手，3 岁以下的孩子都应该有大约 250° 的远视储备。随着生长发育，儿童青少年眼球的远视度数逐渐降低，比较理想的情况是儿童到 12 岁后才由远视眼发育成正视眼。

　　远视储备是防止近视发展的缓冲区，所以保留适当的远视储备对孩子预防近视是非常重要的。远视储备是用来监测屈光度发展的重要指标。正常情况下，不同年龄段对应的远视储备大约是这样的：3～5 岁的远视储备在 250° 以下，5～6 岁的远视储备在 200° 以下，6～7 岁的远视储备在 150° 以下，12 岁后才由远视眼发育成正视眼。研究提示，家长多带孩子进行户外活动，沐浴阳光；减少近距离用眼等都可以有效地保护远视储备。

36. 父母近视，孩子也会近视吗？

　　很多近视的家长担心自己的近视会遗传给下一代，近视确实会受到遗传因素的影响，但父母近视的孩子不一定会近视，可是会增加近视风险。研究发现，在同等条件下，与父母都不近视的孩子相比较，父母一方近视的孩子发生近视的概率增长了 2.1 倍；父母双方都近视的孩子，发生近视的概率就增长到了 4.9 倍。近视受遗传、环境和生活方式等多种因素的综合作用。如果视力保护做得好，可以降低近视的发生发展。即使父母双方均不近视，如果孩子长期用眼过度，孩子也可能会发生近视。

父母近视的孩子之所以更容易发生近视，除了遗传的原因之外，还可能因为近视的父母可能会给孩子创造更容易导致近视的环境。比如，近视的父母可能更喜欢看书，或是线上学习，因此让孩子读书学习的时间或者使用电子产品的时间更长；近视的父母对户外活动的兴趣可能相对较小，因此把孩子带到户外玩耍的机会也相对较少。这些问题，都是近视的父母需要注意到并避免的。

37. 高度近视到底有多可怕？

经常有家长认为自己孩子近视，只要佩戴眼镜就行了，高度近视也只是近视程度比较深而已，并没有认识到高度近视有多大危害，更不会想到病理性高度近视患者可能导致失明。如果孩子的近视到达 600° 及以上，就被认为是高度近视；如果还伴有眼底并发症的发生，即被认为是病理性近视。病理性高度近视不仅仅是视力模糊的问题，还可能出现眼前飘动着像蚊子样的小黑点即飞蚊症，视物变形等症状。高度近视容易伴随一些并发症的发生，如视网膜脉络膜萎缩、视网膜脱离、视网膜劈裂、黄斑裂孔、高度近视性脉络膜新生血管、后巩膜葡萄肿、黄斑变性、黄斑前膜、白内障、青光眼等，是导致不可逆盲和低视力的主要疾病之一，应引起高度重视，注意定期进行眼底检查。

38. 为什么课间休息10分钟对预防近视很重要？

在校园里，我们经常看到这样的场景：随着下课的铃声，有些同学迫不及待地冲出教室，到户外活动，而有些同学则在教室内安静地做作业。你觉得谁做得对呢？

首先，要提倡课间必须休息。课间 10 分钟对预防近视具有非常重要的作用。因为上课时，孩子处于精神高度集中，长时间近距离用眼使眼部的调节肌持续处于紧张工作状态，可能会出现眼调节痉挛，导致短时间内视物不清、视疲劳感，从而增加近视的风险。课间最好的休息方法是到户外活动一下，也可以远眺窗外空旷处或绿色植物，使双眼的调节得以放松，缓解视觉疲劳，从而起到保护视力的作用。户外较高的光照水平会促进眼睛视网膜多巴胺的合成与释放，多巴胺可以延缓眼轴增长而起到预防近视发生和延缓近视进展的作用。

此外，户外强光照射使瞳孔缩小，增加聚焦深度而减少视觉模糊，也有一定预防近视的作用。因此建议每进行 40 分钟的学习后，应该休息 10 分钟。这样既可以让眼睛的调节肌肉得到放松，减少近视的风险；又能缓解大脑的疲劳和紧张的学习状态。希望孩子们能够珍惜课间 10 分钟的休息时间，主动离开座位，走出教室，到户外参加一些健康有趣的活动，如跑步、打球等，可以同步发展运动视觉，有利于儿童青少年视觉发育。

户外运动可以预防近视吗？

　　当然可以！研究表明，儿童青少年每天户外活动 2 小时可以有效降低近视的发生和延缓近视的发展。这是因为：

　　（1）无论孩子们是户外运动还是轻松的野餐，户外的光照都会促进眼睛视网膜多巴胺的合成与释放，多巴胺可以延缓眼轴增长而发挥近视防控作用。

　　（2）儿童青少年在运动过程中，眼球会随着视线的持续变换，其睫状肌不断地收缩与舒张，眼部血液循环加快，从而得到更多的营养。

　　（3）户外的光照是复合光，而室内的光大多数是单色光，复合光有利于孩子眼睛的发育。儿童青少年是在视觉发育敏感期，特别是在小学阶段，孩子容易近视，但这也是控制近视的最佳时机。因此小学生家长应该主动带孩子参加户外活动，坚持每天 2 小时的户外活动，让他们的眼睛沐浴在阳光中。

 如何做到正确的读写姿势？

　　研究表明，保持正确的读写姿势对预防近视非常重要，那么如何在阅读和书写时保护孩子们的眼睛呢？有以下几个小妙招：

（1）阅读书写要 　　　正确。	注意"一寸一拳一尺"：即握笔手指离笔尖一寸（3.3cm），胸口离桌一拳，书本离眼睛

一尺（33.3cm）。保持"冠军"坐姿，头摆正，肩放平，身体笔直稍前倾，两腿并排脚放平。阅读时，书本拿起斜放在桌面上。写字时，拇指和示指捏笔，中指在下托笔，笔杆与桌面成 50° 角，保证眼睛能看到笔尖。

（2）环境照明很重要。

室内光线要充足，光线昏暗不读写，走路吃饭不阅读，躺着趴着不看书。正确的读写姿势可以让我们的眼睛更健康。请孩子们从小就要养成端正坐姿和正确读写的习惯。

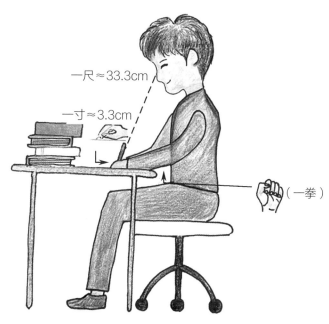

一尺≈33.3cm
一寸≈3.3cm
（一拳）

正确用眼姿势

41. 如何正确使用电子产品？

小朋友们应尽量减少电子产品使用，不可避免使用时应注意以下几点：

（1）时间限定法则：孩子们使用电子产品应遵循"20-20-20"口诀，指连续观看屏幕 20 分钟后，抬头眺望 20 英尺（6m）外远处至少 20 秒。眼睛和屏幕保持一臂距离，目光最好微微向下。

（2）远距离观看：建议使用电子产品的优先顺序为投影仪、电视、电脑、平板电脑，最后为手机。观看电视时，眼睛应距离电视屏幕 3m 以上或 6 倍于电视屏幕对角线的长度。观看电脑时，眼睛离电脑屏幕的距离应大于 50cm（约一臂远），观看手机的距离不小于 40cm。

（3）屏幕改造：可以在电子设备屏幕上安装漫反射贴膜，调整室内灯光，让室内灯光与屏幕相匹配，减少两者之间的差异，并尝试提高屏幕上文字的对比度，以减少用眼疲劳。连续性使用电子产品后，应增加活动性休息时间，这不仅可以放松双眼睫状肌的调节，减缓视疲劳，还可以让大脑喘喘气，缓解紧张情绪。

42. 什么是角膜塑形镜？

相信很多家长都自己佩戴过角膜接触镜或者美瞳，那是一种白天戴在眼睛里便可以替代框架眼镜的软镜。角膜塑形镜俗称 OK 镜（orthokeratology 镜片），它与角膜接触镜外观类似，但是因其自身的特殊设计和材料的高透氧性，因此角膜塑形镜是一种硬性、透气性的角膜接触镜。

角膜塑形镜的作用原理，简单地说，是通过镜片在角膜中心形成一个向下的"压力"。然后在这个压力的作用下，泪液通过流体力学，在两边形成一个"拉力"。在压力和拉力的作用下，使角膜暂时形成了一个透镜的形状，让我们能够看得清物像。让孩子通过夜间睡觉时佩戴在眼睛上，白天起床后摘掉，便可在白天暂时性地获得良好的裸眼视力。

43. 如何知晓孩子是否适合戴角膜塑形镜（OK镜）？

我的孩子到底适不适合佩戴角膜塑形镜呢？有以下几个参考因素：

首先是年龄因素：角膜塑形镜通常建议 8 ~ 22 岁儿童和青少年群体佩戴。此外，如果孩子有明显的倒睫、重度干眼症、严重的过敏性结膜炎、角膜炎等眼表疾病，以及其他器质性眼病如青光眼、眼底病等也不建议佩戴。佩戴角膜塑形镜的近视度数通常在 600°以内，散光 150° 以下。若近视或散光度数超过这个范围，则需根据专业验配医生的建议进行验配。佩戴角膜塑形镜前还应进行角膜的检查，包括角膜形态、角膜直径、角膜厚度、角膜内皮细胞数、角膜曲率等，角膜曲率在 39.00 ~ 48.00D 可以考虑验配，角膜曲率过平或过陡则需要由有经验的医生酌情考虑。

　　除了能够满足以上的筛选条件以外，因为近视人群眼光学特征的个体差异较大，需要给孩子进行试戴，通过试戴这一环节确定孩子是否符合佩戴角膜塑形镜的条件。

　　科学佩戴、良好护理、健康用眼，才能达到安全、有效的效果。

44. 如何做，OK镜才会真的OK?

　　做到以下几步，OK 镜才真的 OK！

　　清洗镜片：造成眼部感染的因素有很多，而镜片护理不当是公认的主要原因。规范护理镜片应摘戴镜前后都要搓洗镜片 20 秒以上，每天用多功能护理液或过氧化氢规范浸泡消毒镜片、每周 1 次除蛋白护理，深度清洁镜片。

　　定期更换附属物品：每天与镜片接触的镜片保存盒、吸棒，如果护理不当，会从"源头"污染镜片的，因此，需要使用多功能护理液 / 生理盐水进行冲洗并且自然晾干。同时要保证每个月更换一次，除蛋白镜盒最好 3 个月更换一次。

　　遵医嘱定期复查：患者多是在复查时才发现自己的镜片存在划痕严重、蛋白沉淀过多等问题。遇到戴镜不适，如视力下降、畏光流泪等问题需及时就诊。

　　及时更换旧镜片：一般角膜塑形镜的镜片寿命为 1 ~ 1.5 年。

如果佩戴年限超过镜片寿命，会影响佩戴的舒适度和安全性，特别是镜片划痕过多或者出现变形等问题，应提前进行更换。

45. 白内障是怎么回事？

　　白内障是一种常见眼病，是全球和我国主要的致盲原因之一。

　　我们把眼睛比喻成一台照相机，照相机的镜头就相当于我们眼睛里的晶状体。当光线进入眼睛，通过透明的晶状体聚焦在视网膜上，我们就看清东西了。但由于各种原因如衰老、遗传、局部营养障碍、免疫与代谢异常、外伤、中毒、辐射等，引起晶状体变混浊，使光线无法透过混浊的晶状体聚焦在视网膜上，我们看东西就会变得模糊，视力就会下降，这就叫白内障。

　　白内障类型很多，其中年龄相关性白内障最常见，50 岁以上中老年人多发，且随着年龄的增加发病率也明显升高。

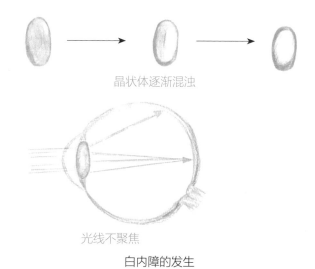

晶状体逐渐混浊

光线不聚焦

白内障的发生

46. 人人都会得白内障吗？

答案是肯定的。

年龄相关性白内障是眼睛晶状体老化的"产物"，只要你活得够长就一定会得，只是有的人40岁就得了，而有些人80岁才得。

举个例子，就像人都要长白头发一样，只是有些人30岁出头就满头白发，而有些人七八十岁了，白头发也只有几根。

而让白内障提前到来的因素有很多，除一些疾病因素如高血压、高血脂、糖尿病等外，还有其他因素如遗传、快节奏高强度的工作、生活压力大以及看电脑刷手机导致的用眼过度、熬夜等不良生活习惯，紫外线强辐射，高度近视等因素。

47. 得了白内障该怎么办？

我们可以把眼球中的晶状体想象成一颗鸡蛋的蛋清，鸡蛋煮熟后，蛋清由透明变成白色，这是一个不可逆的过程，不可能通过任何药物将煮熟的蛋清变回透明。也就是白内障患者变混浊的晶状体，不可能通过任何药物让它变回透明。白内障药物治疗一直是国内外研究的热点，也是众多患者的梦想，但经过多年的研究，就目前的医学发展程度而言，仍未发现任何药物可以阻止、逆转晶状体变混浊的这个过程。不少患者和家属盲目听信一些不正规的白内障药物治疗的虚假宣传，选择药物及滴用眼液，其实对白内障治疗是毫无帮助的，甚至还可能导致患者因用药时间长，而延误病情，甚至引发其他眼病。所以，一定不要相信那些保健品、眼贴膜、眼药等能延缓白内障和治疗白内障！想要治愈白内障，手术是目前唯一有效方法！只有通过及时的手术替换掉混浊的晶状体，才能让光线进入眼底，有效地改善您的视力，提高视觉质量，避免白内障并发症的出现，帮助您看得清看得更好。

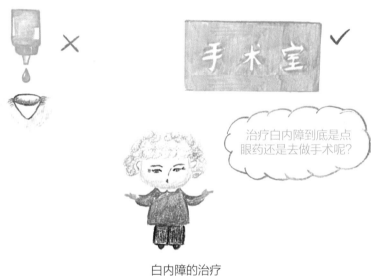

白内障的治疗

48. 白内障要等"熟透"了才做手术吗？

当然不是！

随着白内障手术技术的发展进步，超声乳化联合人工晶状体植入术的广泛应用，人们不需要等到白内障熟透了再做。因为白内障长得越熟越硬，超声粉碎所用的时间和能量越大，对眼睛的破坏也就越大，手术风险也越大；另外，如果等到白内障过于"成熟"，一是极易诱发继发性青光眼，造成不可逆的视力丧失，治疗起来会更加复杂和困难；二是晶状体物质释放到眼内，诱发过敏性反应，导致晶状体皮质过敏性葡萄膜炎，不仅影响到患眼的治疗，还有可能会波及另外一只眼睛的视力。所以白内障患者一旦觉得视力影响了正常的工作和生活，就可以考虑手术了。

49. 糖尿病患者可以做白内障手术吗？

当然可以！

糖尿病患者能不能做白内障手术，主要看患者血糖控制的情况。一般来讲空腹血糖稳定控制在 8.3mmol/L 以下，即可实施手术。术后加强抗炎治疗和定期随访，避免血糖不稳定导致的术后感染、出血、伤口不能愈合等情况的发生。

因此，糖尿病患者应重视血糖管理及视力改变情况，只要血糖稳定控制在手术范围内，不但可以手术，而且还应尽早手术，在改善视力的同时，也更利于眼底疾病的监测。

50. 白内障手术有哪些方式？

目前治疗白内障的主流手术方式有 2 种：白内障超声乳化＋人工晶状体植入术及飞秒激光辅助白内障超声乳化＋人工晶状体植入术。

　　而白内障超声乳化 + 人工晶状体植入术更为普遍，手术方式十分成熟，先给眼部表面麻醉，然后在角膜上切开一个 2～3mm 的微切口，伸入笔尖大小的超乳针头，将混浊的晶状体粉碎并吸出，再通过这个切口植入人工晶状体并固定就完成手术了，整个手术过程 10～15 分钟，切口小、愈合快、效果好且并发症少；飞秒激光辅助白内障超声乳化 + 人工晶状体植入术，则是在传统超声乳化手术的基础上，用飞秒激光代替传统的手术刀，实现无刀、微米级手术，精度更高、无须缝合，术后创口更小、恢复更快，视觉质量也更加出色。

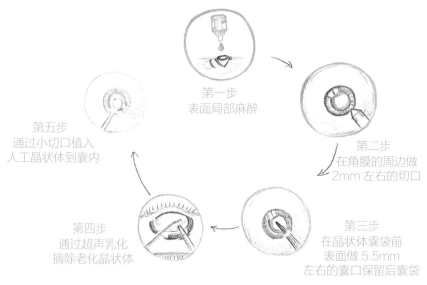

第一步
表面局部麻醉

第二步
在角膜的周边做
2mm 左右的切口

第三步
在晶状体囊袋前
表面做 5.5mm
左右的囊口保留后囊袋

第四步
通过超声乳化
摘除老化晶状体

第五步
通过小切口植入
人工晶状体到囊内

白内障超声乳化+人工晶状体植入术

51. 人工晶状体是越贵越好吗？该怎么选择？

　　当然不是越贵越好！人工晶状体是人工合成材料制成的一种特

殊透镜，其结构包括光学部分和支撑部分（又名襻），其形状功能类似人眼的晶状体，具有重量轻、光学性能好、无抗原、无致炎及无致癌等特性，且能生物降解。可按照材质、光学功能、形状设计、植入眼内固定位置及方式进行分类，比如，按照材质可分为硬性的和软性的；按照满足不同距离的视物功能，可分为单焦点、多焦点、景深延长型以及可调节型人工晶状体等；而不同材质、不同功能的人工晶状体价格差别很大。具体选择哪一种晶状体，医生往往会根据患者术前眼部检查结果、年龄职业、用眼需求、是否有全身疾病及心理状况来提出合理建议，选出适合的。

所以，在选择人工晶状体这件事上，有句老话是很适用——"最贵不一定是最好，最好的不一定最适合"。

最后划重点，人工晶状体并非越贵越好，适合自己的，就是最好的。

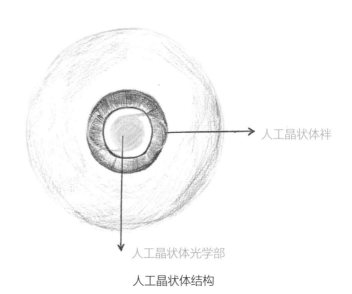

人工晶状体襻

人工晶状体光学部

人工晶状体结构

52. 白内障手术后有哪些注意事项呢？

（1）术后当天勿自行将眼纱或眼罩拆开。次日去除敷料后，遵医嘱正确使用滴眼液，滴药前，清洁双手，滴药时眼液瓶口勿触及睫毛或眼睑，日常注意用眼卫生，不要用手去揉搓眼部，阳光强烈时外出可佩戴遮阳镜。

（2）术后清淡饮食，避免辛辣刺激性食物。多吃富含维生素及蛋白质的食物，戒烟酒，保持大便通畅，避免剧烈咳嗽。

（3）保证充足睡眠，避免过度用眼，不宜做重体力劳动、提重物或是长时间弯腰低头，避免碰撞眼部造成晶状体移位或伤口裂开。

（4）遵医嘱定期复查，如果出现术眼红、肿、痛、视力突然改变、眼部分泌物增多等情况，应及时就医。

还有大家最关心的问题，术后可以洗头、洗澡吗？可以！可以！可以！重要的事情说三遍，只要避免脏水入眼就好啦！

53. 白内障手术后还会复发吗？

白内障手术后是不会复发的。但部分患者手术后一段时间，视力会再次下降，以为是白内障复发了，但实际上这种情况，医学上称为后发性白内障，简称"后发障"。

后发障是怎么回事呢？原来，人的晶状体本身是由一个囊袋（即囊膜）兜着的，囊袋本身是透明的，白内障手术主要是把囊袋里的混浊晶状体取出，再放入一个透明人工晶状体。手术后囊袋多少会出现一些增殖，轻微增殖不影响视力，重度增殖就会导致视力下降。不过我们无须紧张，出现后发障，只需要做一个激光治疗把混浊的囊膜打开一个小孔，几十秒的时间，就可以恢复视力，无任何痛苦，安全有效。

54. 人工晶状体寿命多长呢？白内障术后还需要配眼镜吗？

由于人工晶状体材料有着良好的生物相容性，所以白内障手术中植入的人工晶状体性能相当稳定，能长期为我们的眼部组织所耐受。因此在正常情况下，植入的人工晶状体不需要更换，可终身使用哦！

而白内障术后是否还需要配眼镜是因人而异的：

（1）白内障术后部分患者会产生畏光的表现，主要是因为术前进入眼睛的光线减少，而术后进入眼睛的光线增多了，患者短时间内难以适应而导致的，患者可以根据自身感受选择佩戴墨镜，减少进入眼睛的光线，使眼睛逐步适应。

（2）植入单焦点人工晶状体的患者，因其晶状体特性，不具备全程连续"对焦"功能，所以，根据患者个性需求，为了看得更好，可在术后 3 个月左右，屈光状态基本稳定后验光配镜；而植入多焦点人工晶状体的患者，往往可以不需要佩戴眼镜了。

（3）对于高度近视的白内障患者来说，一般情况下术后会预留200°～300°的近视，这样可以保留平时的阅读和生活习惯，术后 3 个月左右再去验光配镜。

（4）先天性白内障手术摘除晶状体后，孩子眼睛由于没有了晶状体的聚焦功能，处于高度远视的状态，又因为婴幼儿眼球发育较快，所以一般暂时不植入晶状体，而选择佩戴眼镜来矫正，待 2 岁以后择期再植入人工晶状体。需要注意的是，由于儿童两只眼睛患病情况往往不一样，因此他们会习惯用更健康的那只眼睛去看物体，所以手术后一定要进行弱视训练，提高患眼视力。同时儿童白内障术后应遵医嘱定期到医院检查。

55. 什么是青光眼？

人们常说的"牛眼"指的就是青光眼。是一种常见的不可逆转的致盲眼病。青光眼是指与眼球后部的视神经特征性损伤有关的，会缓慢进展的一组眼部疾病的总称，视神经就像"电缆"一样能将眼睛看到的外界物像转送到大脑的视觉中枢（视神经纤维就像电缆中的导线）。大多数患者视神经损伤是因眼球内的房水循环受阻引起的眼压升高超过了视神经所能耐受的眼压限度，造成视神经缓慢的进行性损伤。也有一部分青光眼患者眼压一直在正常范围（10～21mmHg），而视神经已出现青光眼特征性损害，这类情况称为"正常眼压性青光眼"。

眼球是一个代谢旺盛的重要器官，眼球内有一股流动的活水即房水，来供给一些眼内结构的营养，并维持眼球适度的压力即眼压。正常眼压的维持与眼内的房水生成及排出密切相关。房水在眼内连续不断产生，起到维持眼压和营养眼内组织的作用。在正常情况下，房水产生与排出是不断进行的，处于一种动态平衡，从而维持相对稳定的眼压。青光眼患者的房水仍可正常产生，但因排出渠道受到阻碍，动态平衡被破坏，眼内积存房水过多而引起眼压升高。另有些患者是因视神经供血量不足、视神经结构或视神经纤维本身的健康问题所致。若不及时治疗，时间一长会导致视神经萎缩、视盘凹陷和伴随的视野缺损、视力下降，最终导致失明，而这种青光眼导致的失明，当今的医疗技术水平是无法使其逆转或恢复的。

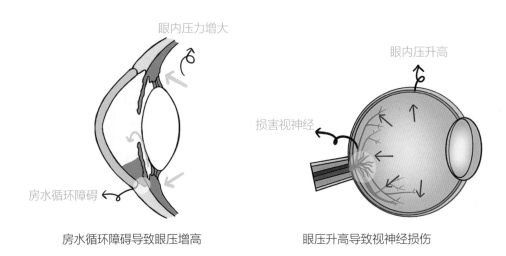

房水循环障碍导致眼压增高　　　　　眼压升高导致视神经损伤

 56.　哪些人容易患青光眼？

从刚出生的婴儿到老人，任何年龄段的人都可能发生青光眼。以下人群容易患青光眼：

（1）有青光眼家族史者，直系亲属中有青光眼病史，那么患青光眼的风险比普通人高 8 倍以上。

（2）高度近视的人，其青光眼患病率达到 7%。

（3）短眼轴（眼睛较正常人小）的患者，因为天生的眼部结构改变，容易发生闭角型青光眼。

（4）高眼压症的患者，就是眼压超过平均正常人的眼压水平（大于 21mmHg），但没有发生视功能的改变，这类人需要进行筛查及长期随访。

（5）有心血管疾病、高血压、糖尿病的患者，青光眼的发病风险要比普通人高出 3 倍左右。

（6）工作压力大、容易焦虑、生活没有规律、经常熬夜、情绪波动比较大等精神因素，也会容易诱发青光眼。

（7）从个体特性来看，那些性格多疑、情绪不稳的人也容易出现闭角型青光眼。

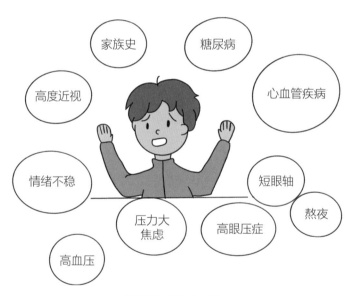

青光眼易发病人群

57. 青光眼有几种类型？

青光眼的分类方法有很多，通常可以分为 3 大类，即先天性、原发性、继发性。顾名思义，先天性大多是指遗传得来的青光眼，或是先天性疾病伴发青光眼；原发性是指无明显原因引发的青光眼，其发病机制尚不完全清楚，可能为环境因素、个体差异或是遗传原因导致；继发性是指有明确病因导致的青光眼，如外伤、其他眼部或全身疾病、心理精神因素等。另外，根据房角的开合状态又可以将青光眼分为开角型、闭角型，一般来说，开角型青光眼发病较为隐匿，早期无自觉特殊不适症状，而闭角型常伴有眼痛、头痛、恶心或呕吐等明显不适症状；根据发病缓急也可以分为急性、慢性，急性青光眼发病急、眼部或全身症状较为严重，通常需要及时处理，否则会引起眼部视功能不可逆性下降，而慢性青光眼相较之下症状较为缓和，但可能会反复多次发作，有时可自行缓解，但最终也会引起视力逐渐下降。此外，还存在一些特殊类型的青光眼，比如恶性青光眼、新生血管性青光眼、正常眼压性青光眼、混合型青光眼等。

青光眼的类型不同，治疗方法也不一样，患者应了解自己所患青光眼类型，才能更好地配合治疗。需要注意的是，不管是哪种类型的青光眼，都需要保持长期随访、坚持定期复查。

58. 青光眼会遗传吗？

由于青光眼有多种类型，其遗传方式也有所不同。遗传与否要分类型来说。原发性的青光眼一般是具有遗传倾向的，遗传的类型可分为单基因遗传与多基因遗传，但其中大部分是多基因遗传，显性与隐性遗传均有，代表类型为原发性开角型青光眼，这是由基因与环境共同导致的结果。

因此，有青光眼家族史者应定期到医院进行检查，一旦出现眼胀、头痛、虹视等症状，必须及时到医院检查，并主动告诉医生自己有青光眼家族史，以配合医生及时诊治。原发性青光眼患者，尤其是开角型青光眼患者，建议其家人应做好早期筛查，包括基因检测，定期进行青光眼专科检查。

59. 青光眼急性发作有哪些诱因？

闭角型青光眼易感人群青光眼急性发作的诱因有气候变化、情绪激动、身体疲劳、在暗室停留的时间过长（如看电影、电视等），长时间阅读或使用手机等。另外，用能使瞳孔扩大的药物滴眼或全身应用（如用阿托品、托吡卡胺、去氧肾上腺素或复方托吡卡胺眼

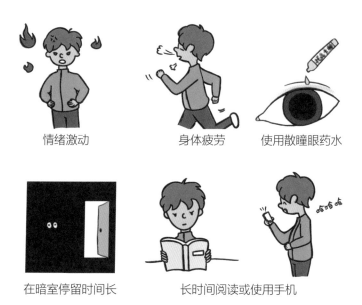

情绪激动　　　　身体疲劳　　　　使用散瞳眼药水

在暗室停留时间长　　　长时间阅读或使用手机

青光眼诱发因素

药水等及外科手术前肌内注射阿托品，胃痛服用溴丙胺太林或颠茄合剂等）也是青光眼急性发作的诱因。

60. 治疗青光眼的常用方法有哪些?

目前治疗青光眼主要是通过药物、激光或手术 3 种主要的手段将眼压降低，使其达到每位患者视神经能耐受的眼压范围，从而使青光眼引起的视神经病变停止发展。如前所述，因眼压升高造成的视神经损伤和视野丢失是不能恢复的，青光眼治疗的最终目的是阻止或推迟视神经纤维的继续损伤，防止视野的进一步缺损，以保存现有的视功能。随着对青光眼的研究和认识的进一步加深，国内外的青光眼专家们现正在大力研究与寻找保护视神经的药物和措施。未来青光眼的治疗方向是综合性的，采取在降低眼压的同时联合保护和促进视神经再生的方法。

61. 为什么青光眼要定期随访?

一旦确诊青光眼就应该积极治疗，包括药物、激光手术或常规手术治疗。由于青光眼患者是致盲的高危险人群，故需要终身定期随访。具体原因如下：

（1）多数青光眼患者的病程缓慢进展可长达终身，即使眼压升高，患者也往往感觉不到，如果不进行长期的定期随访复查，可能会在不知不觉中逐渐丧失有用的视功能。

（2）一部分青光眼患者即使采取了治疗措施，但不一定都能满意地控制眼压，或者眼压虽已控制，但视神经病变仍在悄悄地进展，只有定期随诊复查才可以发现这种情况，便于医生及时调整治疗方案。

（3）青光眼的治疗可能会有副作用和并发症。如果不进行随诊复查，这些副作用和并发症将会对青光眼患者造成伤害。

（4）青光眼长期用药会使患者感到不便，治疗的顺从性降低，只有通过定期复查，使患者了解自己的眼压、视神经及视野状况，才能提高患者对治疗的顺从性，从而接受和配合治疗。

总之，青光眼是终身性的慢性眼病，要避免失明，就需要医生和患者的共同努力，定期随访尤为重要。

62. 如何预防青光眼的发展？

我们虽不能决定自己是否会患上青光眼，但是如何预防青光眼的发展却掌握在自己的手中。即使已患症状比较轻微的青光眼，甚至已经因此在一定程度上危害、影响了工作和生活，都应该积极参与防治计划。除了积极配合眼科医生采取的治疗措施以外，做好以下事项也有助于预防青光眼的发展：

（1）情绪稳定，不着急、不发脾气。

（2）保证睡眠好，不熬夜工作。

（3）避免在暗室内工作，避免长时间近距离看电视、用电脑及玩手机。

（4）少饮浓茶及咖啡，戒烟。

（5）多吃蔬菜水果，保持每日大便通畅。

（6）适当参加体育运动，但要避免过分地弯腰、低头、屏气、负重活动。

（7）避免短时间内喝大量的水。

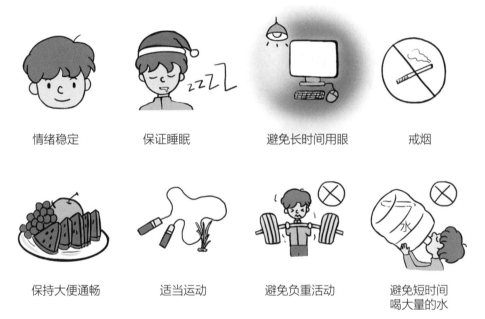

| 情绪稳定 | 保证睡眠 | 避免长时间用眼 | 戒烟 |

| 保持大便通畅 | 适当运动 | 避免负重活动 | 避免短时间喝大量的水 |

预防青光眼的发展

63. 青光眼随访复查时要做哪些检查？

（1）眼压：　　　眼压不仅可以衡量疗效，而且可以根据测量结果调整用药和其他治疗方法。

（2）视功能：　　视功能的好坏可以判断青光眼的病情，包括视力及视野，尤其是视野检查，在判断视功能是否恶化时起关键作用。

（3）视盘：　　视神经乳头的凹陷及视盘盘沿的神经纤维均为判断青光眼是否发展的客观指标，其检查方法包括眼底检查及视盘和视网膜神经纤维层定量分析（OCT 及 OCTA）、眼底照相等。

（4）其他：　　测量中央角膜厚度、角膜直径以及眼轴长度对于闭角型青光眼及先天性青光眼具有临床意义。对于手术失败病例，更需要行前房角镜或超声生物显微镜检查，以分析与明确手术失败的原因，为下一步治疗提供参考。

　　重要提示：青光眼复查与诊断一样，仍然以三大检查为依据，即眼压、视野与视神经损伤的状态。提醒患者在长期对青光眼的诊治中一定要保存以上检查的原始资料，这才能有助于医生判断您的青光眼病程阶段及治疗的效果。这对青光眼患者是非常重要的。

64. 如何与青光眼和平共处？

　　如果您或您的家人患了青光眼，千万不要恐惧，请正确看待这一疾病，要学会与疾病"和平共处"。青光眼的治疗是终身的，即使经过手术治疗，也需要定期复查。都说疾病是"三分治，七分养"，自我保健是相当重要的。

（1）心情要好：　　青光眼是一种典型的心身疾病，情绪波动不仅容易诱发闭角型青光眼急性发作、眼压波动，还会使血压升高、血管痉挛，对视神经造成进一步损害。青光眼患者要保持良好的心境，尝试通过琴、棋、书、画、音乐、戏曲、旅游等活动陶冶情操，稳定情绪。

（2）无须忌口：　　青光眼患者不需要忌口，饮食宜清淡。要避免高脂肪、高糖食物，多食用富含维生素的食品（如蔬菜、水果、粗粮等）。青光眼患者在手术后也不需要"大补"，因为术后要建立有效的房水引流通道，伤口不宜愈合过快，尤其是瘢痕体质者，饮食更要清淡。

（3）戒烟限酒：　　青光眼患者务必要戒烟，因为吸烟会加重视神经的损害。有饮酒习惯的青光眼患者，喝酒后脸色发红的（毛细血管扩张），可以适当喝一些红葡萄酒，以每天不超过 50ml 为宜。如果喝酒后脸色发青、发白的（血管收缩），则不要饮酒。

（4）注意保暖：　　每到冬季，青光眼患者的眼压会比夏季偏高一些。闭角型青光眼发病也多见于寒冷季节。为避免疾病发作，青光眼患者或有青光眼家族史的易感人群在寒冷季节应注意保暖。

（5）劳逸结合：　过度疲劳容易诱发青光眼发作和眼压升高。青光眼患者在日常生活中应注意劳逸结合，不要长时间持续用眼。连续阅读、看手机、电脑屏幕、写字 1 小时，应休息 5 ~ 10 分钟，让眼睛放松一下。此外，在保证安全的前提下，适当做些有氧运动（如慢跑、做操等），也有助于降低眼压。

（6）慎戴墨镜：　在黑暗环境中，人的瞳孔会放大，容易诱发闭角型青光眼发作。因此，闭角型青光眼患者应慎戴墨镜，也不要在黑暗环境里停留过长时间。

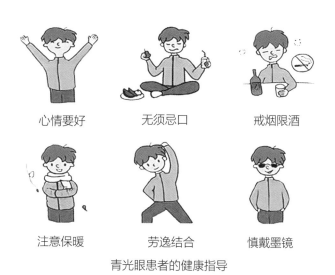

心情要好　　　无须忌口　　　戒烟限酒

注意保暖　　　劳逸结合　　　慎戴墨镜

青光眼患者的健康指导

65. 什么是飞蚊症?

"我眼前怎么总有小蚊子在飞呢,总想揉眼把它揉出去。"您是否也会有同样的感觉和想法呢?

揉不出去的"小蚊子"可能是"飞蚊症"的表现。

"飞蚊症"学名称玻璃体混浊,是指人眼玻璃体中出现不透明的物质,导致视物模糊或眼前飞蚊、黑影、云雾样飘动。由于感觉像眼前有小飞虫在飞动,所以称"飞蚊症"。

"飞蚊症"常见于中老年人、有"三高"疾病(高血糖、高血脂、高血压)或高度近视的人群,分为生理性和病理性。

生理性"飞蚊症"多见于老年人和近视眼人群,如果这些症状一直都没有加重,我们就不用过度担心。

但当眼前"飞蚊"出现以下情况时,需要特别注意:

(1)"飞蚊"是突然增多的;

(2)看东西的范围受到遮挡;

(3)眼前有异常闪光出现。

那可能就是某些疾病的早期信号了,也就是病理性"飞蚊症",建议尽早前往医院,散瞳检查。

总的来说"飞蚊症"很常见,发现后需要到医院就诊,排除眼部疾病。单纯的生理性"飞蚊症"不需要药物治疗;而病理性的"飞蚊症"则需要积极检查治疗原发病。

66. 看东西出现水波纹是怎么回事？

我们正常用眼时，看到的应该是清晰的世界，但当看东西出现风吹水面的水波纹和一道道反光时，应及时到医院就诊，不是休息休息就能缓解的。

出现水波纹样的感觉，一般是由于眼底出现了病变，病变牵拉视网膜使视觉发生改变。严重时还会同时有明显的视力下降、视物模糊、视物变形等症状。

刚刚出现水波纹并不可怕，它是眼睛发出的一个"警示"，提醒您需要关注眼健康了，所以建议及时就诊，早发现早治疗，因为会涉及眼底检查，所以大多情况下可能需要散瞳。

如果检查时发现是由于玻璃体后脱离引起的，可以继续观察和定期复诊，因为玻璃体后脱离是人体老龄化过程中的一种表现，是生理性的，不必惊慌。

如果检查时发现有眼底病变，则需要配合医生及时治疗。

67. 看东西变形是怎么回事？

门框变成歪的，电线杆变成斜的，看近处的东西模糊一片……如果您把这些当作是"老眼昏花"，可就耽误大事了！这些症状提示您的眼底黄斑区出现了病变，俗称"黄斑病变"。

随着老龄化进程加快，以及各类电子产品的普遍使用，眼底黄斑病已经严重威胁人们的视力健康，同时也是三大致盲性眼病之一。

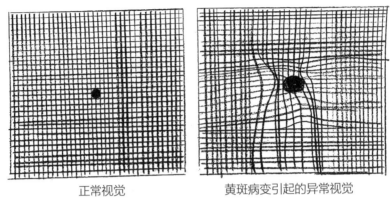

正常视觉　　　　　　黄斑病变引起的异常视觉

黄斑病变引起的异常视觉

视物变形的原因主要是黄斑病变或黄斑附近的视网膜、脉络膜病变，由于视网膜明显水肿，看东西时物体的形态和大小就会随着发生很大的变化。

常见疾病包括，中心性浆液性脉络膜视网膜病变（简称中浆）、年龄相关性黄斑变性、糖尿病性视网膜病变、孔源性视网膜脱离、黄斑裂孔、黄斑视网膜前膜等。

眼底黄斑病变对视力影响非常大，一旦发现有视力下降、视物变形的症状，建议立即到眼科就诊，确诊后根据病情可能会行激光、眼内注药或手术治疗。

 确诊糖尿病后您做眼底检查了吗？

糖尿病是一种影响全身各个脏器、组织、血管的糖代谢紊乱疾病，其中糖尿病视网膜病变是糖尿病的严重并发症之一，也是导致糖尿病患者失明的主要原因之一。

早期病变时可能没有明显的症状，但是此时眼底可能已经悄悄发生了一些改变，微血管瘤、出血点、眼底渗出、局部水肿……如果不及时就诊治疗，严重时会引起视网膜出血、玻璃体积血及牵拉性视网膜脱落等严重后果，影响糖尿病患者的日常生活。

但糖尿病视网膜病变也没有想象中那么可怕，也是可防可控的，秘诀就是重在预防，及时干预，定期复查。

根据糖尿病的类型不同，建议首次检查眼底的时间也有所不同，如下：

糖尿病类型	建议的首次检查的时间	建议的随诊时间*
1 型	发病后 5 年	每年 1 次
2 型	确诊时	每年 1 次
妊娠前（1 型或 2 型）	妊娠前或妊娠头 3 个月的早期	无视网膜病变至轻度或中度 NPDR[①]：每隔 3 ~ 12 个月 1 次 重度 NPDR[①]或更严重：每隔 1 ~ 3 个月 1 次

* 如有异常发现，应更频繁地进行随诊检查；
[①]NPDR：非增生性糖尿病视网膜病变。

糖尿病人群的常规眼底检查包括：散瞳眼底检查、免散瞳眼底照相机（筛查）。常用的检查还包括：彩色眼底照相、荧光素眼底血管造影、眼 B 超、OCT 等。

 69. 高血压与眼底有什么关系？

高血压大家都很熟悉，也非常重视控制血压，但您知道吗？高血压也会对眼内细小的血管产生诸多不良影响，导致眼前黑影、视力下降，甚至影响生活质量。

高血压对眼睛的影响一般早期并不明显，但随着病情发展，眼底局部血管壁变硬、变细，就可能会使视网膜和玻璃体出现问题了，如果还不足够重视，也有可能进一步出现严重并发症。另外，某些全身疾病会使血压在短期内急剧升高，这也可能对眼底产生严重影响，如先兆子痫、子痫、嗜铬细胞瘤等。高血压也是许多眼部疾病的主要危险因素，如糖尿病视网膜病变、视网膜静脉阻塞、视网膜动脉瘤等。

既然高血压对眼睛的影响这么大，有没有预防的方法呢？健康人群可以通过规律的眼底检查，更早地发现高血压从而早期控制，减少对眼底的影响。对已经发生高血压的人群，需要更加重视眼底检查，因为高血压病程越长，眼底病变程度可能会随之加重，必要时积极配合治疗。

另外，只要是确诊高血压或眼底出现相应改变，即使没有视力下降等症状，也建议通过控制情绪、规律饮食、养成良好生活习惯、定期随访、必要时服药等多措并举积极控制血压，降低血压是防治眼底病变进一步发展的最根本措施。

70. 高度近视应该注意什么？

近视眼是指在调节放松状态下，平行光线经眼球屈光系统后聚焦在视网膜之前，在视网膜上不能清晰成像。而近视度数达到600°及以上时，或者眼轴长超过26.5mm者称高度近视。

高度近视与普通近视有一定的区别，此类人群的眼轴相对更长，可引起病理性近视，进而引发其他严重眼部疾病，如视网膜脱离、脉络膜新生血管、黄斑出血、黄斑劈裂等，导致视力严重下降。

如果您是高度近视人群，应注意以下几点：

（1）规律进行眼底散瞳检查及必要的辅助检查，发现眼底异常尽早治疗，且检查时一定要双眼同时散瞳。

（2）各种屈光手术目前越来越多地被应用于近视矫正中，但高度近视眼人群行屈光手术后发生孔源性视网膜脱离的几率明显升高。在手术前应更加全面地评估眼底情况。

（3）高度近视与遗传因素呈正相关，提倡优生优育，尽量避免遗传因素。

（4）培养正确的阅读习惯，包括正确的姿势、充足的光线、适当的时长、合适的方式等，尽量减少屏幕使用时间。

（5）减少头部物理性碰撞及高空、深海等极限运动对眼压产生的影响，减少对视网膜的冲击。

（6）对于已经发生的近视应及时矫正控制发展。12岁以下儿童睫状肌调节能力较强，建议散瞳后验光，同时配合眼轴的测量。

（7）对于已经出现眼底并发症者，必要时行手术治疗。

 眼底出现固定黑影怎么办？

如果您出现了眼前比较固定的黑影，当眼球上下左右转动时，黑影始终在同一个位置不动。这时可以先试着闭上一只眼，用单眼注视，如果黑影的位置依然固定，这可能提示您眼底出现了问题，需要尽早就医。

为什么会出现这种情况呢，通常有以下几种原因：

（1）视网膜脱离：　　一般在黑影出现前先有闪光感，看东西像闪电或电焊样一闪一闪的感觉。如果不加以注意，闪光感消失后就会出现固定的黑影，有时由于视力本身不佳或双眼同时视物，未能及时发现或未予重视，黑影会不断扩大，逐渐扩展至整个上方或下方视野遮挡，看东西只能看到一半或更少。视网膜脱离随着时间的推移，治疗效果也会变差，所以尽早干预。

（2）黄斑病变：　　随着年龄的增长，发生黄斑病变的危险性会增高，除了看东西有中心暗点外，一般还会出现视物变形和视力下降。黄斑病变重在早期干预，平时我们可以遮盖一只眼，用另一只眼观察门框或电线杆等笔直的物品，是否弯曲、变形、变色等，两只眼交替检查，通过简单的自检做到早期发现。

（3）视神经疾病：　　视神经疾病引起的视神经损伤经常因为病人主诉整体视觉变暗、斑片状黑点或视野中黑色帘状遮挡感被发现。电生理视觉诱发电位检查也可以辅助诊断。

　　对于新近出现的眼前黑影，无论视力是否受影响都应该到正规医院详细检查，最好散瞳检查眼底。如果黑影面积加大、加重或眼前有闪光感，则建议再进一步检查。固定的黑影还可见于角膜混浊、角膜异物、中枢神经系统疾病等。

　　总之引起眼前固定黑影的原因一般多为病理性的，需要引起重视。

72. 黄斑是一种病吗？

　　您是否出现过这些情况，"看东西时怎么老有黑影挡在中间躲不开？""电视的颜色怎么变暗了？""门框、窗户怎么弯了？"……这些症状很可能提示发生了眼底黄斑病变。

　　听说自己有了黄斑，很多人担心是不是得了严重的疾病。其实黄斑可不是长出来的病变，它是视网膜上的一个区域，是人体感觉强光、色觉、形状等的重要视觉部位。因为本身富含叶黄素，看起来颜色偏黄，所以取名"黄斑"。

　　黄斑区是视觉敏感区，一旦"生病"就会严重影响视觉效果，甚至正常生活，黄斑病变在临床上原因比较复杂，症状也不尽相同，加之对它的认识有限，很多时候可能因为就医过晚错过了最佳治疗时机，所以早期自我识别很重要，可以通过单眼看门框、窗户等笔直物品有无变形等简单的方法自检，也可以通过阿姆斯勒方格表自我检查。

　　具体方法如下：

　　（1）亮度适宜，光照均匀，将该表格放在距离视平线30cm处。

（2）用手遮挡左眼，右眼固定凝视表格中心黑点。

（3）当盯着中心黑点时，注意直线条是否弯曲、模糊或者变暗。如有异常，应尽快到医院检查。

（4）用同样的方法遮挡右眼，再检查左眼。

需要注意：

（1）不能双眼同时看表中的黑点和线，需要分开检查。

（2）有老花、近视者，需佩戴眼镜进行测试。

（3）此表仅仅是一种辅助性的检查手段，不能作为确诊疾病的依据。

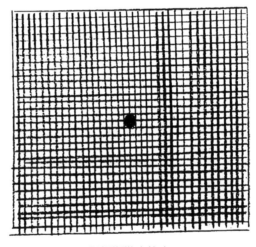

阿姆斯勒方格表

黄斑病变的确诊除了视力检查、眼底检查外，还需要进行一些必要的辅助检查，如 OCT、眼底荧光造影、脉络膜造影等，作为治疗方案的重要参考。

一旦得了黄斑病变既要重视也不要过度紧张，眼内注药、激光治疗、内眼手术等方式可以有效缓解或治疗黄斑病变，但治疗不是一蹴而就的，有时需要一个比较漫长的过程，所以需要有充分的心理准备，跟随医生的嘱托，通过规律复查和反复治疗才能达到稳定的效果。

平时我们也可以通过保持健康的生活方式、日照强烈时佩戴墨镜、避免强光刺激、适度锻炼等措施保护黄斑。

73. 关于视网膜脱离，你要知道的那些事

视网膜是眼球壁的最内层，具有感光作用，就像照相机的底片一样，具有成像功能，如果底片出现了划痕或破洞，照出的照片也一定会在相应的部位出现问题。同理视网膜如果受伤或发生病变时，可能会离开它原有的位置，从而形成了视网膜脱离（以下简称网脱）。

发病前一般会有飞蚊感、闪光感，有时有云雾遮挡感等"预警"症状，如果没有及时就医，之后视力可能会突然下降，同时出现看东西的范围被遮挡并逐渐扩大。所以一旦出现网脱前兆，应尽早到医院检查，且需要双眼散瞳检查。

网脱根据原因不同一般分为三类。

（1）孔源性网脱：　　常见于近视，尤其是高度近视的人群，也见于有眼外伤史者。视网膜就像一块布，裂孔就像布上出现的小洞，如果没有及时发现及时修补，小洞就会变成大洞，甚至使整块布都不结实，最终导致孔源性网脱。

（2）牵拉性网脱：常见于糖尿病视网膜病变、出血性眼底病变等情况。病变会在眼内形成一层膜，从而牵拉视网膜，就好像一块平铺在桌上的布，如果用手指慢慢拎起，它就会出现皱褶并离开桌面，从而形成牵拉性网脱。

（3）渗出性网脱：常继发于全身性疾病，如高血压、肾炎及葡萄膜炎的患者。这就好比一块干布铺在桌上，但不小心桌上洒了水，布的下方积存了水分，布和桌面就没有那么牢固了，从而出现渗出性网脱。

　　网脱的预防依靠定期眼底检查，尤其对于高度近视等高危人群更有意义。如果一只眼已经出现网脱，另一只眼必要时可根据情况进行激光治疗，固定住视网膜上的薄弱区域，防止发生同样的网脱情况。对于容易发生网脱的人群，应避免进行篮球、跳水等剧烈活动，避免眼外伤的发生。

74. 什么是"红眼病"，会传染吗？

　　"红眼病"是细菌性结膜炎中的一种类型，专业术语称之为急性卡他性结膜炎或急性细菌性结膜炎，是由革兰氏阳性球菌导致，因眼睑肿胀、结膜充血水肿明显，俗称"红眼病"。主要症状表现为自觉异物感、烧灼感、发痒、畏光、流泪等，严重时可伴有发热等全身中毒症状。

"红眼病"传染性极强，可以散发感染，也可流行于学校、游泳池等人员密集场所，造成暴发流行，多见于春秋季节发病。发病急，潜伏期短，一般两眼同时或间隔 1～2 天发病，病程大约 2 周。

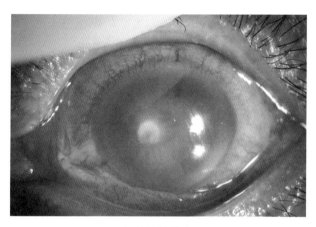

细菌性结膜炎

 75. 得了"红眼病"应该怎么办?

得了"红眼病"并不可怕，只要积极配合，去除病因，抗感染治疗同时做好隔离就能很快痊愈，不会造成严重后果。

（1）及时就诊，按照医生嘱托用药，特别是急性期需要频繁滴眼药，如果分泌物较多时要注意先清除分泌物再滴药，以保证用药效果。

（2）因"红眼病"会引起高度不适，所以要注意如果外出请佩戴太阳镜，减少光线刺激。如果分泌物多且黏稠导致睁不开眼，可用生理盐水棉签擦拭清洁或到医院进行结膜囊冲洗，冲洗时注意避免冲洗液溅入健眼引起交叉感染。强调一点就是严禁包扎或热敷患眼，因包盖患眼可导致分泌物滞留，热敷可使结膜囊内温度升高而更利于细菌繁殖，加重结膜炎症。

（3）如果得了"红眼病"，注意隔离，最好安排单人间，接触患者前后双手立即彻底冲洗消毒，患者所用物品单独放置、单独使用。

（4）日常注意个人卫生和集体卫生，勤洗手，不用手或衣袖擦拭眼睛。易患病季节尽量少去人员密集场所。平衡膳食，注意营养，提高自身免疫力。

 过敏性结膜炎和"红眼病"有什么不同？如何预防？

过敏性结膜炎也叫变应性结膜炎，是由于眼部组织对某一过敏原发生了超敏反应所致，许多微生物或其他物质都可以成为致敏原。而"红眼病"是由细菌感染所致，主要表现为眼睑肿胀、结膜充血水肿。

过敏性结膜炎主要分为两种类型：一种是速发型（也称体液免疫型）变态反应，另一种是迟发型（细胞免疫型）变态反应。

速发型结膜炎最常见的是春季结膜炎。此病为季节性，在春夏暖和季节发病，秋凉后自行缓解，多见于儿童或青少年，男性多于女性。主要表现为双侧眼自感奇痒、烧灼感、轻度畏光、流泪，有黏丝状分泌物。

迟发型结膜炎以泡性结膜炎和泡性角膜炎为常见。此病的发病特点是结膜上皮组织对某种内生毒素所引起的迟发型变态反应，一般认为是对结核分枝杆菌蛋白过敏，好发于女性、儿童或青少年。

主要表现：如果只累及结膜，表现为轻度畏光、流泪、异物感；若累及角膜，则表现为高度畏光、流泪、眼睑痉挛，患儿常以手掩面，躲在暗处且拒绝检查。

　　预防办法主要是针对过敏原因，如避免接触过敏物质或远离过敏环境，出游野外时可佩戴防护眼镜，及时使用抗过敏药物。首先，要改善生活环境，特别是空气质量和居室温度，最大限度减少过敏原的影响。其次，注意营养和锻炼，生活作息要规律，以增强机体抵抗力，抵抗力增强了，身体对抗过敏发作的潜能就会提高，从而减少或减缓过敏的产生。再次，可采用眼局部冷敷或冰敷的方法，来减轻不适症状，也可滴用人工泪液或冲洗结膜囊以降低过敏原及致病因子的浓度，从而改善症状。

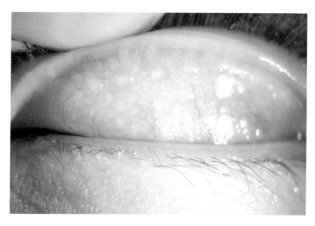

过敏性结膜炎

长期使用电脑会得干眼症吗？目前有哪些先进的治疗方法？

　　答案是肯定的。因为干眼症是由多因素引起的慢性眼表疾病，是由于泪液的质、量及动力学异常导致的泪膜不稳定或眼表微环境失衡，可伴有眼表炎性反应、组织损伤及神经异常，最终造成眼部多种不适症状和视功能障碍。而长期使用电脑、长期近距离用眼，均可导致瞬目动作减少、泪液蒸发过强，这都是导致干眼症的重要危险因素。

目前有许多较为先进的治疗方法可以缓解干眼症的进展。

眼部雾化熏蒸治疗：主要是通过超声振动将药物雾化成微细的分子，形成雾滴充于眼罩，使其均匀、持续、全面地作用于患眼的角膜、结膜及睑板腺，使睑板腺局部温度增高，促进睑板腺脂质的流动性和排出，改善或恢复睑板腺功能。常用熏蒸温度：40～42℃，持续熏蒸 10～15 分钟。

强脉冲光治疗：是近年来得到广大医生和患者认可的治疗睑板腺功能障碍所致的干眼症最有效的方法之一。它主要是通过减少炎性因子，软化睑板腺分泌物，提高睑板腺功能，封闭睑缘异常扩张的血管，减少炎性介质、细菌和螨虫的生长，从而达到治疗干眼症的目的。适用于睑板腺功能障碍；睑缘炎；蠕形螨型睑缘炎的治疗。当然，如果您患有干眼症又不知是属于哪种类型，就需要到专门的干眼症门诊进行全面检查，确诊后，医生会根据您的干眼症症状、体征以及综合评估结果，来进行最终的临床诊断同时开出适合您的最有效治疗方案。特别说明，对于面部皮肤过敏、暴晒、皮疹以及是否瘢痕体质的患者要慎重使用此项治疗方法。

泪道栓植入术：主要用于泪液蒸发过强所致的干眼症。其植入的主要目的是通过封闭泪液排出系统，暂时或永久性减少泪液的引流，达到湿润眼表，减少不适症状的目的。因其在水平泪小管内有效，不接触眼睛，放置恰当无不适感，也不会脱出的优势，临床应用极为广泛。

78. 听说"干眼症"与螨虫有很大关系，是真的吗？

是真的。干眼症的发病原因和危险因素很多，其中眼局部因素所致的干眼症中就有因螨虫性睑缘炎而导致的干眼症。那螨虫性睑缘炎都和哪些因素有关呢？首先就是生活习惯不好，例如床上用品不常更换、经常熬夜导致睡眠不足、常常吃刺激性食品、接触宠物后不洗手、爱揉眼睛等。其次就是生活环境差，如气候潮湿、房间不经常通风换气。再有就是女性朋友经常化妆但卸妆不彻底、化妆用品不更换且不清洁、长期佩戴角膜接触镜且对眼镜的护理不当。还有就是个人身体因素，如老年人睑板腺功能较差、年轻人有酒渣鼻、患有红斑狼疮等疾病。

螨虫比较怕光，喜欢潮湿和温热的地方，因此，床被最适宜它的生长繁殖；而人体也是螨虫最愿意附着的地方，特别是油脂分泌较多、毛孔较为粗大的部位。所以，螨虫经常寄居在毛囊和皮脂腺内，像我们人的睫毛根部是睑板腺排泄油脂的重要通道出口，也是螨虫安营扎寨的最佳地点。所以，眼睛一旦被螨虫感染，首先就会引起眼痒，那么就会不自觉地揉搓眼睛，出现异物感、眼干涩、眼红，甚至有睫毛脱落、倒睫情况的发生。而又随着这些表现的加重引起睑缘炎、睑板腺功能障碍、干眼症、结膜炎、角膜炎等眼表疾病的发生。

怎样有效除去螨虫，保护眼睛呢？

重在预防。最简单有效的方法就是养成良好的生活习惯，平日使用的毛巾等物品勤消毒，被褥枕巾勤洗晒，不与他人共用毛巾，居室常通风，内衣定期加热除螨，温度在 58～60℃，持续 3 分钟。强调眼部除螨虽漫长，坚持治疗最重要。

79. 如何预防干眼症?

目前医学上对于干眼症还不能根治,因此治疗主要是通过去除病因、改善患者症状,提高眼部舒适度,提高生活质量,恢复眼表平衡状态为主要目的。而日常预防、保持良好的工作和生活习惯尤为重要。

(1)避免长时间操作电脑、手机等视频终端设备,通常连续操作 1 小时,一定要休息 5~10 分钟,而休息过程中尽量向远处眺望或做做眼保健操。

(2)注意调整好显示器与眼睛的距离和位置,建议距离 50~70cm,位置略低于眼水平线 10~20cm。显示器的亮度适中,即调至最大亮度的一半即可。

(3)对于长期佩戴角膜接触镜的人员在长时间使用电脑时最好改为框架眼镜,以免加剧眼睛的干燥程度。

(4)注意饮食调理,多食用豆制品、鱼、牛奶、核桃、大白菜、空心菜等以及西红柿、新鲜水果。同时增加维生素的摄入,维生素 A 主要预防角膜干燥、视力下降、夜盲等;维生素 B 可以营养神经;维生素 C 可以有效抑制细胞氧化;维生素 E 主要降低胆固醇,清除体内垃圾预防白内障。

(5)如果自身患有免疫性疾病、内分泌失调、维生素缺乏等,应在进行对症治疗的同时给予全身治疗。

(6)养成多眨眼的习惯,因为干眼症是一种压力型病症,是由于眼睛长时间盯着一个方向注视瞬目就减少了,对结膜角膜的营养供给也会减少,因此,注意休息、切忌连续操作。

(7)佩戴合适的眼镜,如 40 岁以上的人,最好采用双焦点镜片或者输入文字时佩戴度数较低的眼镜。

（8）注意正确的姿势和用眼距离，可以使颈部肌肉得到放松，也可以使眼球表面暴露于空气中的面积降到最低。

眼睛上长了"珍珠"样的东西，有什么危害？该怎样治疗呢？

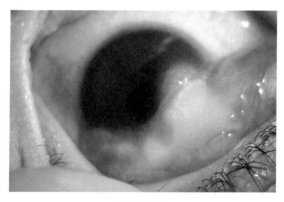

角膜皮样瘤

看上面这张图，在眼睛的角膜与结膜交界处，长了一个"珍珠"样的肿物，医学上称之为角膜皮样瘤。它是一种类似肿瘤的先天性异常，并非真正的肿瘤，而且不易恶变。它多见于儿童，好发于我们眼睛的角膜缘处。是胚胎发育过程中形成的，病理检查会发现这个"珍珠"样肿物中含有表皮附着物、脂肪、毛囊、皮脂腺和毛发等。

角膜皮样瘤虽然不是恶性肿瘤，但对于小儿而言，其危害在于它会随着年龄增长而生长，首先它会影响人的外观容貌，给儿童带来成长的烦恼；其次随着肿物的逐渐增大，而侵犯角膜造成散光等影响视力，甚至遮挡部分瞳孔，导致弱视的发生。

角膜皮样瘤主要治疗方法就是手术切除。因此，一旦发现眼部异常应及时到医院就诊。医生会根据患儿肿物侵袭角膜的情况，包括位置、深度、大小、影响视力的情况以及患儿是否有弱视和视功能的改变来选择手术时机。注意，此类患儿最好在出生6个月之内完成手术，目的是防止儿童弱视的发生。如果确定手术治疗，家长们要注意：

（1）手术前一定注意防止患儿感冒，预防感染，遵照医嘱按时点药，积极配合完善各项检查，全身麻醉需要术前8小时禁食水，同时安抚好患儿减少其恐惧，与医护共同努力顺利完成患儿围手术期护理配合。

（2）手术后做好全麻后的病情观察、生活护理和基础护理。患儿完全清醒4小时后方可进少量水，无呛咳再进食，以防呛咳、窒息的危险发生。

（3）指导并告知患儿家长手术后注意事项，确保患儿头部制动，注意不要压迫眼球，同时注意防止患儿哭闹及抓脱眼部敷料。

（4）指导家属密切观察眼部伤口情况，如发现异常及时报告医护人员。患儿可以正常活动后，务必叮嘱家长注意看管，切忌患儿用手揉眼，遮盖眼垫过程中注意磕碰、摔伤的发生，同时注意让患儿多休息，避免跑跳，以免影响术眼恢复。

（5）术后3天每日进行四次生命体征监测，如果术后3天体温仍超过38.5℃，应及时与医生沟通。

（6）出院后指导家长注意观察患儿术眼变化，如出现视力下降、畏光流泪、结膜充血等症状，及时就诊。

（7）指导家长严格按照医嘱和操作流程给患儿点药，以预防感染的发生。

81. 眼睛长了"翅膀"影响外观容貌，怎样解决这个问题？

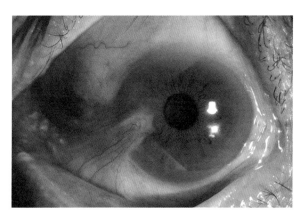

翼状胬肉

　　翼状胬肉是一种慢性炎症性病变因形状似昆虫的翅膀而得名，俗称"攀睛"或"胬肉攀睛"。多是在睑裂斑的基础上发展而成。好发于常年户外工作的人群，如渔民、农民等，发病率较高。地理纬度与翼状胬肉的发病有较大关系，可能与紫外线照射过强、烟尘风沙有关。

　　翼状胬肉多数双眼发病，以鼻侧多见。一般没有明显的自觉症状或者只有轻微的异物感，但当病变接近角膜瞳孔区时，因引起角膜散光或直接遮挡瞳孔区而引起视力下降。睑裂区肥厚的球结膜及其下纤维血管组织呈三角形向角膜侵入，当胬肉较大时可妨碍眼球运动甚至影响患者外观和容貌。

　　解决这个问题就要减少外界环境的刺激因素，毕竟翼状胬肉的发生与紫外线、常年户外工作有着密切的关系。另外，就是通过手术切除。手术治疗具有一定的适应证，如果翼状胬肉较小且处于静止期一般无须治疗，但应尽可能减少风沙、烟尘、阳光的刺激。如果翼状胬肉进行性发展且侵及瞳孔区，则可以进行手术治疗，但有一定的复发率。目前常常采用单纯翼状胬肉切除或结膜下转位术，翼状胬肉切除联合球结膜瓣转移或羊膜移植术，联合角膜缘干细胞移植、自体结膜移植、局部使用丝裂霉素等，可以减少胬肉的复发率。

 82. 真菌性角膜炎是怎么导致的？如何预防？

　　真菌性角膜炎是由致病真菌感染引起的致盲率极高的一种角膜病变。特别是随着糖皮质激素和抗生素的广泛使用、角膜接触镜佩戴的普及，其发病率有增加趋势。真菌性角膜炎病程相对较慢，多数有植物性角膜外伤史和角膜接触镜佩戴史或长期使用激素和抗生素史。

　　该病起初发病相对较慢，仅有异物感、刺痛感等常见的眼部刺激症状，伴有视物模糊，自觉症状较轻微。检查结膜可有混合性充血，角膜中央部有浸润灶，形状不规则，浸润灶呈白色或乳白色，致密，表面欠光泽呈牙膏样或苔垢样外观，角膜后有斑块状沉积物。如果伴有严重的虹膜睫状体炎反应时，可出现前房积脓。最具代表性的临床体征包括：菌丝苔被、菌丝灶、反应环、分界沟、粥样内皮斑、新生血管和前房积脓。

　　真菌性角膜炎因其起病缓慢、病程较长且难治，患者受到的伤害较大，多数会产生焦虑情绪。

　　所以预防真菌性角膜炎的发生就显得更加重要。

　　避免眼部植物性外伤史的发生。例如进行栗子收获、甘蔗收割、收割稻谷等时，应做好前期准备工作，戴好帽子、手套、防护眼镜，避免眼睛受到植物性异物的侵袭。如果怀疑植物刺儿扎入眼睛，应立即到医院就诊，切忌存有侥幸心理。

切忌滥用眼药水，特别是激素类和抗生素类。应遵医嘱合理、对症用药，同时在医护人员指导下按照点药的正规流程进行点药，防止眼部感染的发生。

对长期佩戴角膜接触镜人群，应做好相关知识和操作的培训，养成良好的接触镜日常护理习惯：①定期清洗消毒。②避免超时佩戴或过夜佩戴，定期更换镜片。③定期复查。④若佩戴过程中出现任何不适应立即停戴并去眼科专科检查，以免角膜并发症的发生。

83. 听说"圆锥角膜"对下一代有影响，是真的吗？

是真的。圆锥角膜是一种以角膜扩张为特征，致角膜中央部变薄并且向前突出呈圆锥形改变，同时产生高度不规则近视、散光的一种角膜病变。晚期会出现急性角膜水肿，形成瘢痕，视力急剧减退。圆锥角膜可以是一种独立的疾病，也可以是多种综合征的组成部分，如它可同时伴有先天性白内障、Marfan 综合征、无虹膜、视网膜色素变性等。圆锥角膜具有高度遗传性，属常染色体显性或隐性遗传，在发病率上，男女无明显差异。

就临床表现而言，圆锥角膜常常在青春期前后发病，多双眼同时发病，表现为视力进行性下降，早期可以通过近视镜片矫正，后因不规则散光而需要佩戴角膜接触镜进行增视，典型的临床特征是角膜中央或旁中央呈锥形扩张，圆锥可大可小且呈圆形或卵圆形，角膜基质变薄区在圆锥的顶端表现最明显。圆锥突起可导致严重的不规则散光及高度近视、视力严重下降。

目前早期最有效的诊断方法是角膜地形图检查。

轻症患者可以根据验光结果佩戴框架眼镜或角膜接触镜来提高视力。若不能满意矫正视力或者圆锥角膜发展过快，应进行角膜移植治疗。因圆锥角膜的病变特性以及它的遗传性，对于下一代会产生高度影响。故对于有遗传疾病的夫妇在准备受孕之前，一定要到医院进行全面检查，排除相关因素或遵从医生建议。切忌盲目乐观或存有侥幸，以免既给自己和家人带来麻烦和负担，也给下一代带来痛苦。

 84. **什么样的眼病可以进行角膜移植？角膜移植能一劳永逸吗？**

角膜移植是眼科重要的复明手术之一，包括板层角膜移植和全层（也称穿透性）角膜移植。它是用正常的眼角膜替换患者现有病变的角膜，使患眼复明或控制角膜病变，达到增进视力或治疗某些角膜疾患的眼科治疗方法。

（1）板层角膜
　　移植术：

是一种部分厚度的角膜移植。主要是通过手术切除角膜前面的病变组织，留下底层组织作为移植床。移植床通常很薄，甚至仅留后弹力层和内皮层。所以凡是角膜病变未侵犯角膜基质深层或后弹力层，同时角膜内皮生理功能健康或可复原者，都可以进行板层角膜移植术。目前临床适用于中浅层角膜斑翳或角膜营养不良性混浊、进行性角膜炎或溃疡、角膜瘘、角膜肿瘤以及一些不能满足做穿透性角膜移植的眼球，为改良角膜条件先做板层移植。

（2）穿透性角膜移植术：　　又称全层角膜移植术。是以全层透明角膜代替全层混浊角膜的方法。按其手术目的可分为光学性、治疗性、成形性、美容性等。其中光学性角膜移植术常见的适应证为圆锥角膜、各种原因所致的角膜瘢痕、各种角膜营养不良、各种原因所致的角膜内皮细胞功能衰竭。而治疗性角膜移植术的适应证为化脓性角膜溃疡、眼化学伤、蚕食性角膜溃疡、角膜边缘变性、韦格纳肉芽肿病所致的角巩膜坏死、复发性翼状胬肉、角膜皮样肿、角结膜鳞状上皮癌等。

那么，哪类角膜疾病可以进行角膜移植呢？

（1）感染（病毒、细菌、真菌、阿米巴）所致药物不能控制的角膜炎或溃疡。

（2）各种原因所致的角膜白斑。

（3）角膜变性或营养不良。

（4）角膜基质炎后混浊，先天性角膜混浊。

（5）圆锥角膜（变性期）。

（6）角膜血染。

（7）严重的角膜外伤、撕裂伤、化学伤等。

（8）后弹力层膨出，角膜瘘。

（9）角膜内皮功能失代偿、角膜大泡性病变。

虽然上述眼角膜疾病可以进行角膜移植，但角膜移植术后的排异反应也是角膜移植最大的干扰之一，因此，进行角膜移植后并不是说就万事大吉、一劳永逸了，需要按照医生医嘱要求进行用药、观察、复查等，以尽可能减少或延缓排异反应的发生。另外，由于角膜供体的稀少，患者等待供体的时间比较长，这也使得角膜移植手术尚不能广泛开展。

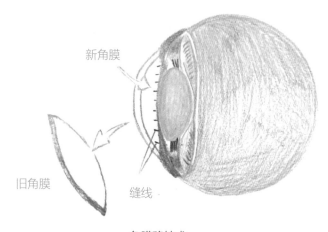

角膜移植术

85. 眼睛高度近视需要注意什么？

高度近视是近视度数在 600° 及以上，或眼轴长度大于 26.5mm 的屈光不正状态。全球高度近视患病率为 4%，在我国呈现出低龄化、高度化趋势。高度近视中有一部分特殊人群属于病理性近视，它所引起的视网膜病变已经成为中国不可逆性致盲性眼病的首要病因。

（1）定期检查：　　对于高度近视患者，建议至少每6个月进行1次眼科检查。如出现以下情况需要立即前往医院就诊：①视力下降，且戴眼镜无法矫正到正常视力；②眼前出现闪光感，似"闪电感"；③眼前出现黑影飘动或遮挡，似"遮帘感"；④视物变形、变大、变小；⑤色觉异常，夜晚视物不清。

（2）用眼习惯：　　长时间近距离使用电子产品会对眼睛造成极大且不可逆的损伤。我们应养成良好的用眼卫生习惯，如每看电子屏幕20分钟，远眺20秒，增加户外运动，多看绿色的植物，让眼睛得到充分休息。

（3）运动方式：　　高度近视患者应减少重体力劳动及剧烈运动，防止或减少眼部碰撞，可通过散步、太极、慢跑等动作相对轻柔的运动方式锻炼身体，增强个人体质。

（4）饮食习惯：　　饮食需要多样性。如摄入肉、蛋、奶等优质蛋白；各种新鲜的蔬菜和水果，确保维生素A、胡萝卜素等营养素的摄入。

86. 青光眼会引起剧烈头痛吗?

　　"头痛"是神经内科患者最常见的症状之一，但同时也是急性闭角型青光眼不可忽视的症状。因此，当症状出现时，绝大多数患者都因头痛就诊于神经内科，殊不知"它"是眼睛惹的祸……如果不能早期、及时、正确地就诊，就会造成误诊、漏诊，从而在短时间内因眼压过高出现不可逆的视神经损害，甚至失明。

（1）急性发作，
　　　立即就诊：
表现为剧烈头痛、眼痛、畏光、流泪，视力严重减退，可伴有恶心、呕吐等全身症状。可有"虹视"的发生，即看灯管有彩色光晕。如出现上述症状，患者应立即前往医院就诊，尽量减少疾病急性发作对眼睛造成不可逆的严重损害。

（2）疑似症状，
　　　也应就诊：
有疑似症状，如最近经常有鼻根部酸胀、同侧额部疼痛等似"轻度感冒"症状，休息后虽可自行缓解，但仍应尽早就诊。有闭角型青光眼家族史、远视眼病史的患者应进行眼科检查，排除闭角型青光眼的可能。

（3）了解诱因，
　　　健康生活：
患者应戒烟限酒，保持平和的心态，避免情绪波动、长时间低头、在黑暗环境停留时间过长，如在电影院内看电影。切忌暴饮暴食，通常情况下，一次饮水量不建议大于

300ml。用药方面，患者一般情况下是禁用后马托品和托吡卡胺等散瞳药物的，若有长期服用抗抑郁类或安眠类药物的情况应及时告知医生，明确用药禁忌。

87. 紫外线灯会对眼睛造成什么伤害？

电光性眼炎是指人体眼部组织受到长时间紫外线照射之后，引起结膜、角膜上皮损害，从而造成结膜、角膜的炎症反应。

许多工作场所经常会使用紫外线灯管进行环境消毒，但相关作业人员大多缺乏对紫外线灯管的了解，从而出现了操作者眼睛长时间暴露在紫外线灯下的情形，导致电光性眼炎的发生。

一般情况下，在紫外线灯照射后 3～8 小时会逐渐出现眼睛局部充血、剧烈疼痛、流泪、畏光、灼烧感等症状，一般在 24～72 小时，患者的症状会逐渐减轻并恢复正常。

（1）预防措施

1）增强防护意识：作业人员要充分了解和认识紫外线对人体的危害，掌握电光性眼炎相关防控知识与技能，不断提升个人防护意识和能力。

2）加强个体防护：在进入作业场所时，作业人员要保护好眼睛，紫外线灯开启或使用状态时，切勿直视灯管，必要时佩戴防护镜。

3）提升操作技能：作业人员操作要熟练，并且特别注意开关紫外线灯时动作要迅速，照射期间不可随意进入房间。

（2）应对方法　1）出现症状后，立即前往医院就诊，在医生的指导下用药；

2）注意闭眼休息，不要用手揉擦眼睛，外出需佩戴护目镜。佩戴角膜接触镜者需取下角膜接触镜，减少对角膜的刺激；

3）在医生的指导下进行冷敷，冷敷不但可以缓解疼痛，还有利于眼部组织的修复。

 88. "眼卒中"是怎么回事?

"眼卒中"也就是视网膜中央动脉阻塞，是眼科的急危重症之一，若抢救不及时可导致患者永久性视力损害。我们说，视网膜能耐受缺血的时间为 90～100 分钟，一般发病后 2 小时内阻塞得到缓解者可恢复部分视力，超过 6 小时则较难恢复。

（1）高风险人群：　高血压是"眼卒中"最常见的危险因素之一，肥胖、既往脑卒中或短暂性脑缺血、冠心病、心律失常、心脏瓣膜病、吸烟、高血脂、糖尿病等患者均被认为是高风险人群。

（2）日常注意事项： 有上述疾病的患者应定期监测血压、血脂、血糖，遵医嘱用药；避免进食富含高胆固醇的食物；控制体重，避免重体力活动，保证足够的睡眠，适量运动。

（3）急救"锦囊"： 多数患者发生"眼卒中"时有突然无痛性视力下降甚至丧失的情况。此时患者应立即前往医院就诊，争分夺秒，不要错过"眼卒中"的最佳救治时间。

　　在前往医院就诊途中，患者可采取积极自救的简便方法，如用手掌大鱼际中等度的压力压迫眼球 5 秒，放松 5 秒，如此反复，持续 10 分钟。

　　值得注意的是，美国心脏协会 2021 年所发布的指南中提到"眼卒中"是心脑血管疾病进展的先兆表现，故而在救治患者的过程中，医护人员一方面要尽可能地帮助其恢复视功能，另一方面还需要关注他们的全身情况，患者也应积极配合治疗原发病。

四、眼科居家基础保健

眼药水应该怎么滴?

（1）滴前洗手：　滴眼药前要清洁双手，预防眼部感染。

（2）滴药入眼：　眼药应滴在下睑与眼球的间隙，也就是"结膜囊内"，避免直接滴在黑眼球上，以免对眼睛造成损伤。眼药瓶的瓶口距眼部 2 ~ 3cm 为宜，切勿触及睫毛或眼睛，污染瓶口。

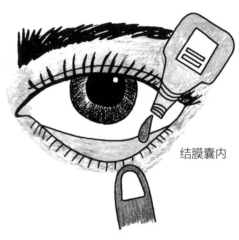

正确滴眼药

（3）滴后按压：　滴眼药后应闭眼并转动眼球，使眼药水充分弥散，同时用示指的指肚按压内眼角 2 ~ 3 分钟。如果未及时按压，药液会经泪囊进入鼻腔后被泪道黏膜吸收，患者时常自觉口腔发苦，最终会影响药物的局部治疗效果，还有可能会引发全身的不良反应。

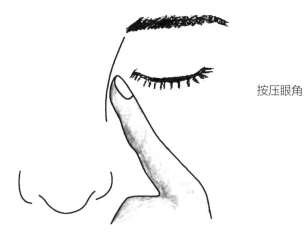

按压眼角

（4）只滴一滴：　俗话说得好，"勺子再大也盛不过小盆儿"，同样的道理，正常结膜囊的最大容积只有 30μl，而大多数眼药一滴的容积为 50 ~ 100μl，远远超出了结膜囊的最大容积，所以滴眼药时滴一滴就够了。

（5）交替滴入：　多种眼药不要同时滴入，这是因为眼药在结膜囊内消失的时间约为 5 分钟，因此使用不同的眼药滴眼时应至少间隔 5 分钟。患者应依据医生开具的医嘱，合理安排滴眼药的时间。

 90. 眼药水的误区你都了解吗？

误区一：怎么只滴眼药不输液？

滴眼药是眼科最常用且有效的给药方法，它简易、方便，体现眼科的特殊性。之所以有效是因为眼药可以直接作用于眼睛，而口服药或静脉输液药物随着血液循环需要克服血－眼屏障才能进入眼内，所以只有在病情需要时，眼科医生才会给您开具口服或静脉用药，达到一定的治疗目的。

误区二：滴眼药时间越长越好吗？

未在医生的指导下，长时间、高频次滴眼药对眼睛也是有危害的。所以说，长久盲目用药是不可取的，并不是滴眼药时间越长越好。

误区三：眼药开瓶后能一直使用吗？

一般情况下，患者家中自用的普通型眼药，开瓶后不应超过4周，有些眼药由于剂型不同是开瓶后24小时过期，有的则是在开瓶后12周内使用。所以再次提示广大患者朋友，使用前一定仔细阅读药品说明书，参照说明书要求及时更新药品，确保眼药的安全使用。

误区四：眼药都应该常温储存吗？

眼药的储存和药物使用的有效期一样，都是大家容易忽视的问题。通常眼药应在阴凉、通风、干燥处放置。但也有个别眼药需要放入冰箱内冷藏，温度宜在2~8℃。同样，大家也应在使用前参照药品说明书，确保用药安全。

 ## 91. 过敏季来临怎么办？

（1）避开过敏原：　　过敏原是导致过敏的元凶，我们可以通过改善环境的方式减少与过敏原的接触，具体措施包括：①外出时佩戴墨镜和口罩；②勤洗手，回家后及时更换衣物；③注意居家环境干净整洁，勤拖地、定期更换床上用品。

（2）及时来就诊：如果已经出现了眼痒难耐等症状，除了远离过敏原，还应避免揉眼、进行冷敷，另外，我们可以使用药物来控制病情。常见的治疗眼部过敏的药物有很多种，应尽早到医院就诊，让医生依据病情轻重选用。

（3）遵医嘱用药

1）常见眼药有哪些？

常使用人工泪液和抗过敏眼药缓解眼睛不适的症状。在滴多种眼药时，建议滴眼药顺序如下：①无防腐剂或低毒性防腐剂的人工泪液（如玻璃酸钠、聚乙二醇）；②肥大细胞稳定剂（如色甘酸钠、吡嘧司特钾）；③组胺受体拮抗剂（如依美斯汀）。每种药品之间应至少间隔5分钟。

2）眼药应该何时用？

发病季节来临前一到两周时，提前使用肥大细胞稳定剂或具有抗组胺/肥大细胞稳定双效功能制剂（如奥洛他定）直至过敏季节结束。

3）眼药用完放哪里？

可将使用中的药物（除色甘酸钠外）置于冰箱冷藏室储藏，药液温度低有利于缓解病情。

4）激素眼药可用吗？

可以用，可在医生的指导下规范使用。虽然激素存在副作用，但广大患者千万不要"因噎废食"。病情严重时，只有使用激素类药物，才能迅速控制病情，从而避免并发症的发生。但因其副作用切忌滥用，需谨遵医嘱使用药物，并定期检查。

 92. **冷敷应该怎么做？**

季节性过敏性结膜炎虽是小病，但是眼痒难耐给人们带来很大的生活困扰。面对季节性过敏，在您日常生活中，除了药物治疗外，冷敷是缓解眼痒和水肿最有效的辅助治疗方法。

（1）功效与适应证：收缩局部血管，钝化感觉神经，止痛，减轻局部组织水肿及血肿。冷敷一般用于急性期眼病（眼痒、眼红、畏光、有异物感、流泪等）的消肿、止痛。冷敷可以减轻症状，让您的眼睛瞬间感到舒适。

（2）操作方法　1）冰水（湿）冷敷：冰和水各半放入袋中隔布敷于患部，或以含有碎冰的冷水浸透毛巾后拧出多余的水分，敷于患部。每2~3分钟更换1次。

　　2）冰袋（干）冷敷：将碎冰放入袋中，或使用化学冰袋敷于患部。保持温度在 0～10℃。

（3）注意事项

1）间断冷敷，每次约 10 分钟；

2）观察皮肤变化，如发现皮肤苍白、青紫，或感觉麻木，有可能是发生了静脉血淤积，应立即停止冷敷，避免造成冻伤；

3）冷敷频率需谨遵医嘱，依据病情严重程度使用。

93. 湿热敷你了解吗？

　　上面提到的"冷敷"和正在介绍的"湿热敷"都是治疗眼病的一种常见辅助措施，有眼部干燥、异物、畏光、视力模糊等眼部不适的症状，都可以通过"敷"来缓解。那么在家里患者朋友们如何利用身边的东西进行湿热敷呢？

（1）操作方法

1）在热敷眼睛前，需要先清洁面部及眼周的皮肤，不要涂抹化妆品，做好日常的清洁工作，以免热敷时化妆品渗入眼内造成不适和伤害。

2）做好日常的清洁工作后，就可以使用热毛巾或者利用窄口杯的水蒸气来"熏"眼睛了。在使用热毛巾进行湿热敷时要注意动作轻柔，不要搓揉眼睑皮肤，否则会导致眼睑皮肤产生皱纹或搓伤的现象。

3）湿热敷的时间一般控制在10分钟左右。时间过短会影响治疗效果，时间过长会导致眼部出现过度充血、红肿的现象。

（2）注意事项　　1）我们建议热敷温度为40~45℃，温度过低会导致无法缓解眼部干涩等不适，温度过高会大大增加烫伤的风险；

2）不适用于热敷治疗的人群：失去分辨冷热能力者（如部分糖尿病患者）、不能明白指示者（如严重阿尔茨海默病患者）。

特别提示：无论是冷敷还是热敷，大家在感到眼部不适时，都不能盲目选择、自行判断，还是应该在眼科医生的指导下进行处置。

94. 如何睑缘清洁？

睑缘清洁可以清除睑缘及睫毛根部的细菌、鳞屑、油脂等，改善睑缘的微环境。简单、日常的睑缘清洁，患者居家可自行完成。

（1）睑缘位置

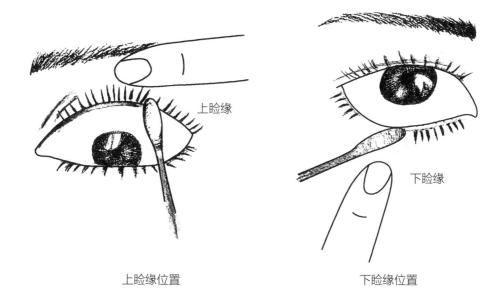

上睑缘

下睑缘

上睑缘位置　　　　　　　　　　　　　下睑缘位置

（2）适用人群：　　睑缘清洁是治疗睑缘炎及睑板腺功能障碍的重要措施之一，不仅可以去除睑缘的分泌物及结痂，有利于药物渗透，还可以局部清除微生物，因此患者应学会这项居家自我护理技能，有利于疾病康复。常化眼妆的女性朋友也应注意睑缘的清洁。

（3）清洁方法：　　这里我们以睑缘清洁湿巾为例为大家介绍使用方法。

1）清洁双手，避免脏手污染湿巾，打开包装，取出湿巾；

2）将湿巾全部展开后再对折一次悬挂在示指上；

3）微闭双眼，用示指上的湿巾按照从内眼角到外眼角的方向轻轻擦拭睑缘，重复这个动作 10 ~ 20 遍；

4）翻转湿巾，将湿巾剩余干净面悬挂在示指上，微闭双眼，同样按照从内眼角到外眼角的方向清洁另外一只眼的睑缘，并重复这个动作 10 ~ 20 遍。

睑缘清洁需要长期坚持才有效果，最好在医生的指导下进行睑缘清洁，清洁时一定注意动作要轻柔，切不可暴力刮除，以免造成角膜或局部损伤。

95. 眼科术后如何正确洗头？

眼科手术以后，我们经常会听到医护人员叮嘱，要注意眼睛的局部卫生，洗头时一定要避免污水入眼。眼科术后应该如何正确地洗头呢？让我来和您说一说：

（1）仰卧洗头：　眼睛手术后需要做好局部护理工作，眼科术后洗头应尽量平躺，因眼部切口未愈合，一定要避免让眼睛沾水，以免引起感染。

（2）注意眼部护理：洗头时闭眼或用无菌纱布临时覆盖，请家人帮忙洗，避免水或洗发液流入眼睛产生不适。洗好后取下纱布。

（3）术后恢复期：　　1个月左右的时间，要注意眼部卫生，避免汗水、洗剂等液体流入眼睛，3个月内不能化眼部的妆容，半年内不可以游泳，1年内不能进行潜水。污物如不慎入眼应立即前往医院就诊。

96. 视疲劳有什么表现？

视疲劳其实相当于眼睛很累的这样一个总称，大致分为两种。

一类是看手机、看书久了之后，眼睛使用调节力过度引起的视疲劳，一般表现是眼睛会出现酸胀、胀痛多一点，还可能伴有头晕、头痛，严重者可能会有恶心、反胃等症状。

另一类是因为眼睛干涩引起的视疲劳，如果眼睛觉得很干，总想眨眼或者是闭眼休息，一般是干眼症导致的。

97. 长时间使用手机、电脑或看书才会出现视疲劳吗？

长时间看书、看电脑确实会出现视疲劳，但是还有其他很多的原因会造成视疲劳。比如说戴眼镜的人，眼镜度数配得不准，度数低了、高了，长时间戴度数不准的眼镜之后，就会容易出现视疲劳。

　　另外，除了眼睛本身的原因之外，还有一些环境的因素也容易让大家出现视疲劳。比如，看的电子屏幕太亮或者太暗，照明环境太暗或者是太亮，都有可能引起视疲劳。长期在空调房中工作，因为环境很干燥，容易加深加重干眼症，这样的情况也会加重视疲劳的感觉。

98. 如何缓解视疲劳？

　　（1）如果视疲劳主要是因为眼睛干涩引起的，闭目养神会更好，因为闭上眼睛可以让泪液得到缓存。

　　（2）如果是因为长时间近距离用眼导致调节痉挛，即眼睛很"紧张"引起的视疲劳，眼睛酸胀，那么，远眺会更合适。因为当我们远眺的时候，眼睛就会聚焦在远的地方，眼睛里的睫状肌会慢慢放松下来，眼睛的酸胀感就会得到缓解。

　　（3）如果本身戴眼镜的人群，远眺的时候最好也要戴着（当然眼镜度数得合适）。因为远眺的时候需要找一个焦点，让眼睛看着那个焦点，大脑才会指挥睫状肌放松下来。当找不到一个清晰焦点时，效果并不是太好。

　　（4）推荐采用"20-20-20法则"，即在近距离用眼、看书写字20分钟之后，就望向20英尺（6m）外远处20秒。

眼睛也需要"防晒"吗？

　　皮肤"防晒"一直备受爱美女士的关注，紫外线对皮肤的伤害不仅是让皮肤变黑，更会加速皮肤的衰老。可您知道紫外线照射也可以加速眼睛的老化及病变吗？

　　有研究发现，长期的紫外线暴露会带来眼部损伤，这些损伤逐渐累积会导致很多眼部疾病，如黄斑病变、白内障、翼状胬肉、顽固性干眼症，严重者甚至会有视力丧失的风险。那么，咱们眼睛也需要"防晒"吗？答案是肯定的。太阳当空照，眼部防晒有"门道"。

（1）太阳当空照，防晒有"门道"：

外出时，一定做好眼部"防晒"，比如佩戴宽帽檐帽子或太阳镜，从而对抗紫外线过强造成的眼部不适。从事户外运动或工作的人员要做好眼部防护，特别是要避免强光照射造成黄斑部损害，尽量减少户外暴露时长。

（2）购买太阳镜，选择也有"门道"：

一副合格的太阳镜首先要具备的功能就是有效地阻挡紫外线！记住，要有 UV-400 字样或者铭牌上执行标准 QB2457-1999 字样，这些才是符合国家制造标准。我们说，按照光透射比，太阳镜可分为以下四类：

镜片分类	可见光透射比	使用场景
一类	43%～80%	装饰用
二类	18%～43%	不是很强的阳光
三类	8%～18%	正午或阳光充足
四类	3%～8%	特殊用途，如电焊、滑雪、沙漠等

儿童及成人建议使用二类或三类，有条件可以准备两副（镜腿上有 CAT.23 标记哦）。在兼顾美观的同时，就太阳镜的镜片而言，理论上是越大越好，颜色建议选择灰色或黑色，这样不会过于影响佩戴者对外界颜色的分辨。

100. 得了黄斑变性，饮食上需注意什么？

老年性黄斑变性是一种侵及视网膜黄斑区域的进行性发展的神经退行性疾病，是我国第三大致盲性眼病。在生活中，黄斑变性的患者在饮食上应该注意些什么呢？

（1）富含锌和抗氧化剂的食物：　锌剂和抗氧化剂在黄斑变性的预防和治疗中都发挥了作用，降低了视力丧失的风险。富含锌和抗氧化剂的食物包括海鲜（如鱼、牡蛎），肉类（如羊肉、牛肉），坚果（如松子、花生），谷物（如小米、芝麻），蔬菜（如卷心菜、茄子），水果（如山竹、番茄）等。

（2）富含叶黄素和玉　　叶黄素和玉米黄质可以抵抗眼部组织氧化损
　　　米黄质的食物：　　　伤引起的视网膜衰老，有助于降低中早期黄
　　　　　　　　　　　　斑变性发展为晚期的风险。富含叶黄素和玉
　　　　　　　　　　　　米黄质的食物有深绿色的蔬菜（如西蓝花、
　　　　　　　　　　　　芦笋），黄色和橙色的水果（如橙子、芒
　　　　　　　　　　　　果），玉米，南瓜，蛋黄等。

（3）富含 Ω-3 长链　　Ω-3 长链多不饱和脂肪酸可以促进视觉系
　　　多不饱和脂肪　　统发育，从而降低黄斑变性的患病率。食物
　　　酸的食物：　　　中最常见 Ω-3 长链多不饱和脂肪酸有四种，
　　　　　　　　　　　　其中有两种与眼睛的健康息息相关，它们是
　　　　　　　　　　　　二十二碳六烯酸以及二十碳五烯酸，主要存
　　　　　　　　　　　　在于海鱼（如带鱼、金枪鱼）、坚果（如核
　　　　　　　　　　　　桃、花生）和海藻（如裙带菜、海带）中。

（4）AREDS2　　　　　有研究表明，中晚期黄斑变性患者除了摄入
　　　补充剂：　　　　一定量的上述食物外，还可以加用 AREDS2
　　　　　　　　　　　　补充剂作为额外营养素的摄取。需要特别注
　　　　　　　　　　　　意的是，有阿尔茨海默病或唐氏综合征的患
　　　　　　　　　　　　者，应避免使用含锌的营养补充剂。

　　最后，建议患者无论是在饮食上还是选择补充剂之前，最好都
先咨询专业人员，再根据个人情况选择最适合自己的膳食方案。

参考文献

[1] 马洪升. 日间手术[M]. 北京：人民卫生出版社，2016.

[2] 葛坚，王宁利. 眼科学[M]. 3版. 北京：人民卫生出版社，2015.

[3] 刘淑贤. 同仁眼科专科护理手册[M]. 北京：人民卫生出版社，2023.

[4] 刘淑贤. 眼科临床护理思维与实践[M]. 北京：人民卫生出版社，2012.

[5] 瞿佳. 近视防控瞿佳2020观点[M]. 北京：科学技术文献出版社，2020.

[6] 杨培增，范先群. 眼科学[M]. 9版. 北京：人民卫生出版社，2018.

[7] 段宣初. 青光眼光明的偷盗者[M]. 2版. 北京：人民卫生出版社，2021.

[8] 席淑新，肖惠明. 眼耳鼻咽喉科护理学[M]. 5版. 北京：人民卫生出版社，2021.

[9] 中国妇幼保健协会儿童眼保健专业委员会儿童眼病筛查学组. 关于新生儿先天性白内障筛查的专家共识[J]. 中国斜视与小儿眼科杂志，2018，26（3）：4-6.

[10] 中华医学会眼科学分会白内障及人工晶状体学组. 中国糖尿病患者白内障围手术期管理策略专家共识（2020年）[J]. 中华眼科杂志，2020，56（5）：337-342.

[11] 中华医学会眼科学分会白内障及人工晶状体学组. 中国人工晶状体分类专家共识（2021年）[J]. 中华眼科杂志，2021，57（7）：495-501.

72